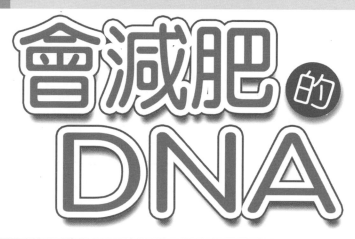

會減肥的DNA

抗衰老醫學專業醫師
安法診所院長　　**王桂良**◎著

英屬維京群島商高寶國際有限公司
高寶國際集團

生活 ✚ 醫館 叢書 33

會減肥的DNA

作　　　者　王桂良
編　　　輯　李欣蓉
校　　　對　蘇芳毓
版面製作　黃讌茹
出　版　者　英屬維京群島商高寶國際有限公司台灣分公司
　　　　　　Global Group Holdings,Ltd.
聯絡地址　台北市內湖區新明路174巷15號1樓
網　　　址　www.sitak.com.tw
E - m a i l　readers@sitak.com.tw＜讀者服務部＞
　　　　　　pr@sitak.com.tw＜公關諮詢部＞
電　　　話　(02) 27911197、27918621
電　　　傳　出版部 (02) 27955824　行銷部(02) 27955825
郵政劃撥　19394552
戶　　　名　英屬維京群島商高寶國際有限公司台灣分公司
初版日期　2005年10月
發　　　行　希代書版集團發行/ Printed in Taiwan
I S B N　986-7323-03-3

國 家 圖 書 館 出 版 品 預 行 編 目 資 料

會減肥的DNA/王桂良著.
-- 第1版.--臺北市 ： 高寶國際出版：
希代發行， 2005--[民94]
　　面： 公分.

ISBN 986-7323-03-3（平裝）

1.健康法

411.35　　　　　　　　　　93019617

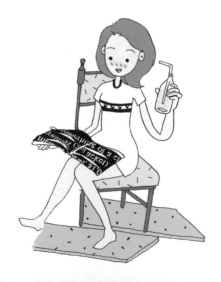

自序

減肥不能光想減重而已

從事抗衰老醫療十餘年，接觸過各式各樣的病人，有人很在意自己的體力、記憶力；有些人很在乎外表和身材，也有些人很關心老化與疾病的問題。面對各種不同的健康需求，許多人會因此而搜尋資訊，並嘗試各種不同的方法，但是往往無法符合自己的期待。這是因為絕大多數的人，並沒有真正了解自己的身體，也不清楚自己的健康問題從何發生。

就像這本書要談的主題「肥胖」一樣，大家都覺得肥胖不好，有害健康，如果要維護健康，就一定要減肥，所以很多肥胖的人會嘗試各種減肥的方法，然而大多數的人根本不了解自己為什麼會變胖，所以用盡各種方法，總是不能達到滿意的效果。

近年來已經有許多醫學研究指出，幾乎人類所有的重大疾病，都和免疫系統有關，例如中風、心

肌梗塞、糖尿病、癡呆症、以及癌症等，而肥胖往往就是免疫系統發生問題時，所表現出來的徵兆之一。所以，若只是用極端的方式，硬是把體重減下來，沒有去解決其背後免疫系統的問題，往往不能順利的減重，更無法避免各種重大疾病的風險。

所以，減肥的問題並不像一般人想像的那麼單純，只是把體重減下來就可以了，而這本書所要探討的重點也在於此。我們的免疫系統之所以會發生問題，和與生俱來的遺傳基因有很大的關聯，可以說基因決定了免疫系統的功能。人類的基因雖然已經過數十萬年的演化，但因為基因演化的速度很緩慢，所以現代人的基因，和石器時代的人類並沒有太大的差距，但是最近幾十年來，人類的生活發生了重大的改變，包括我們所吃的食物、環境的污染、生活習慣、以及面對的壓力等，都和古時候不一樣，以這麼一個古老的基因、古老的身體、以及古老的免疫系統來面對全新的挑戰，當然會讓我們的免疫系統負荷過度，所以現代人才會這麼容易肥胖，以及產生疾病。

因此，要避免肥胖和疾病，一定要了解自己的基因，從生活上去改變，讓自己的所作所為「速配」

自己的基因，不要去挑戰基因的弱點，以減輕免疫系統的負擔。這本書就是在倡導這樣的概念，希望大家都能了解肥胖的真正面貌，並且知道該如何作才能輕輕鬆鬆的減重，不再讓體重變成壓力。

因為肥胖來自於免疫系統的問題，而免疫系統又和老化與疾病有關，所以在這本書裡所探討的話題，其實不只是針對肥胖而已，我也將這十多年來，在抗衰老醫療臨床上所累積的經驗心得，在書中與大家分享，希望讀者都能了解，肥胖只是身體負荷過重，所發出的一個警訊，除了減重以外，更要找出到底有哪些因素正在危害我們的免疫系統，並且了解要如何在現代各種病痛的威脅中，還能維持健康。

最後祝福大家都能擁有青春、健康與美麗，請好好照顧您的免疫系統，善待您的基因！

目 錄 CONTENTS

目　錄 CONTENTS

目 錄 CONTENTS

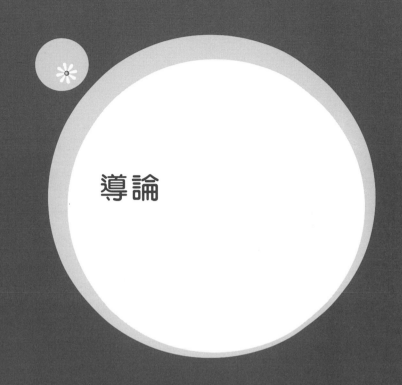

導論

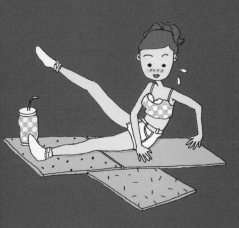

導論

第一章　如何定義肥胖

「減肥」現在幾乎成了全民運動，特別是近年來的衣著都變得極為簡約，身材胖瘦頓時一覽無遺。所以，很多肥胖的人會想盡各種辦法來減肥，希望告別「蝴蝶袖」、「中廣」、「大腹翁」、「小腹婆」的封號。而且，一般的社會價值，對於肥胖也多抱持著比較負面的態度，有些外商公司甚至以「肥胖代表自我管理不佳」為由，作為篩選員工的標準之一：美國還有一項統計指出，肥胖者的薪資足足比較瘦的人少了17％，同時也有研究證實，肥胖的人常會因為自己的外表而自卑，變得比較沒有信心，甚至造成憂鬱症。想像一下，如果自己像圖中的人一樣，身材非常的肥滿，肚子上有一圈一圈的脂肪，下腹、臀部和大腿也堆滿了橘皮組織，活像個米其林娃娃，我想不要說是別人，甚至連自己都不可能喜歡自己，當然也會影響情緒以及社交活動，甚至還會造成許多生活上的不便。像這樣的身材，在現今社會已經越來越常見，也難怪大家都想要減肥。

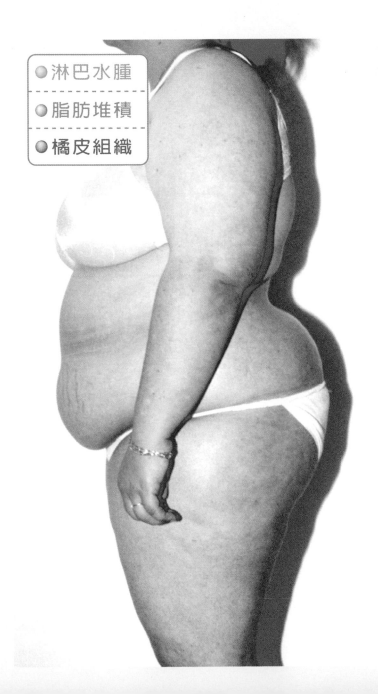

淋巴水腫

脂肪堆積

橘皮組織

體重ㆍ體脂肪ㆍBMIㆍ

很多人成天嚷著要減肥，但其實肥胖的程度可能還不到肥胖的標準。通常大家都會以光鮮亮麗的明星作為瘦身的指標，但其實大多數的明星或模特兒體重都過輕，並不是那麼健康。以醫學的角度，並不鼓勵過度瘦身，因為身材太瘦，代表可能營養攝取不足，或是消化吸收不良，甚至有其他的疾病，如荷爾蒙異常、癌症等。當然如果是採取極端的瘦身方式，想要擁有苗條纖瘦的身材，有時反而會對身體造成嚴重的傷害。正確來講，所謂的減肥，應該是要讓身材維持在「正常」的標準。

什麼是正常的標準？其實有許多的指標可以用來評估肥胖與否，然而一般最常用的，就是以體重來衡量。男性的體重最好是以（身高－80）× 0.7 ± 10％為標準，女性則以（身高－70）× 0.6 ± 10％為標準，在這樣的範圍內，就代表是正常的體重。如果超出10％，就代表體重過重，一旦超出20％，則視為肥胖。如果低於10％，就代表這個

人可能體重過輕。

　　此外，也有人會測量體脂肪比例，作為參考的依據。現在有很多的體脂肪檢測儀器，可以依據體型、性別以及年齡，來偵測並計算人體脂肪的比例。不過，體脂肪的測量很容易受到不同因素的影響，例如剛喝過水，或是剛吃過飯，都會改變身體的電阻，進而影響體脂肪的檢測值，因此通常都會做數值的修正。一般而言，男性的體脂肪只要超出25％以上，就算是肥胖；女性則因為生理結構本來就有較多的脂肪，所以超出28％以上，才視為肥胖。

　　近年來也有不少人會用「體質指數（BMI，Body Mass Index）」作為肥胖的評估標準。BMI的計算方式，是以體重（公斤）除以身高（公尺）的平方來計算（公斤／公尺^2）。由於BMI是同時將體重和身高一起計算，所以是目前認為比較客觀的參考標準。男性的BMI最好在19~22.6之間；女性則最好在18.6~23之間，大於23就是過重，如果超過25，就屬於肥胖。

體重、體脂肪、BMI要一起評估

然而，因為體質的不同，肥胖不一定會表現在特定的指標上，例如有些人可能表現在體脂肪的增加；有些人則是體重的上升；也有些人是身材變形走樣，充滿橘皮組織。因此，如果單單只用體重、體脂肪或BMI之一，來評估肥胖與否，可能無法真正反映出肥胖的事實。所以臨床上，我都會將體重、體脂肪、以及BMI值三者一起評估，並且觀察是否有橘皮組織（Cellulite）的存在，只要其中任何一項出現異常，即可以視為肥胖，必須積極減肥。

有橘皮組織也是肥胖

所謂的橘皮組織，是指皮下的脂肪組織因為反覆的發炎，導致纖維化，使得皮下出現腔洞，其中充滿了硬化的疤痕組織和淋巴液，使得皮膚呈現鬆弛，並向外突出，影響曲線。皮下的脂肪組織之所以會發炎，是因為長期的姿勢不良、飲食不當或是內分泌失調所引起，特別是女性，會因為生理週期的荷爾蒙變化，而更容易產生橘皮組織。此外，在

懷孕期間，由於荷爾蒙的變化更為劇烈，再加上胎兒擠壓以及較少活動，在在都會讓橘皮組織更容易產生。就像前面圖中的女士，在下腹部、臀部以及大腿都可以看到非常明顯的橘皮組織。所以，只要已經有橘皮組織的形成，身材曲線走樣，其實也都算是肥胖，需要治療。

導論

第二章　肥胖與否，和免疫功能有關

肥胖不僅會影響外表與心理，很多的研究也證實它和大部分的慢性疾病，如心血管疾病、癡呆症、癌症等的發生都有關聯。而這些慢性疾病也正是導致現代人死亡的主因，所以減肥的意義就不只是在外表或是心理的層面，更重要的，是要藉此預防各種重大疾病的產生。

所有重大疾病的根源，都來自於免疫系統

現代已經有很多研究證實，重大疾病的發生，大多和免疫系統的運作有關。當免疫系統受到外來的攻擊，就會引發一系列的免疫反應，促使白血球作戰，並且產生紅、腫、熱、痛的症狀。這樣的免疫反應其實就是一種發炎（Inflammation），是身體正常的防衛機制，而其所產生的症狀，也是在警

告我們，要注意排除造成發炎的根源，例如毒素、病菌感染、以及壓力等。如果對這些警告訊息置之不理，或只是用藥物把症狀壓抑下來，沒有去解決造成發炎的原因，久而久之，各種重大疾病，包括老化、動脈硬化、心肌梗塞、腦中風、糖尿病、高血壓、癡呆症，甚至癌症，就可能接踵發生。所以在2004年3月份的美國時代雜誌，就特別以封面故事報導了發炎和各種重大疾病的關聯，並且以「祕密殺手（Secret Killer）」來形容發炎。

肥胖是重大疾病的警訊

由於每個人的基因不同，加上身體反應的差異，所以因發炎所產生的紅、腫、熱、痛等症狀也會有不同，例如有些人可能會頭痛、偏頭痛；有些人會關節痠痛；有些人可能會皮膚過敏；也有些人則是會有水腫肥胖。也因此當有水腫肥胖時，就是在警告我們，身體正在發炎，自己已經是重大疾病的高危險群，絕對不能等閒視之，一定要積極的治療。

古老的免疫系統無法適應現代的生活

現代人為什麼這麼容易發炎？最大的原因，就是因為我們的免疫系統無法適應現代的生活。古代人和現代人身體其實並沒有太大的差異，因為基因的演化非常的緩慢，但是現代人所吃的食物和以前不一樣，現在的生活習慣也和以前不同，所需要面對的壓力也和以前不一樣，環境污染也和以前不同，以一個古老的身體、古老的基因、古老的免疫系統，要去面對這些全新的挑戰，而我們又無法在短時間內，演化出新的免疫系統來處理這些問題，當然就容易造成發炎，產生重大疾病。

單只是減輕體重，真的就能預防疾病嗎？

現在大家普遍都認為，肥胖和許多重大疾病的形成有關，所以只要減輕體重，就能夠預防這些疾病。但是，從我們剛剛所討論的，肥胖其實是一個警訊，警告我們，免疫系統正在發炎，所以若只是靠藥物或其他激烈的手段，把體重減下來，而不去

解決免疫系統發炎的問題，並不能減輕重大疾病的風險，這就好像頭痛醫頭，腳痛醫腳，並沒有真正解決造成頭痛或是腳痛的根本問題。所以，單單只是減輕體重，不一定就能真正的獲得健康，只有徹底解決發炎的問題，才能既享瘦、又健康。

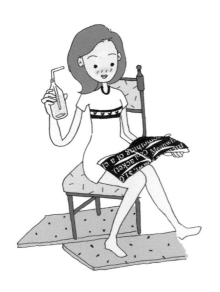

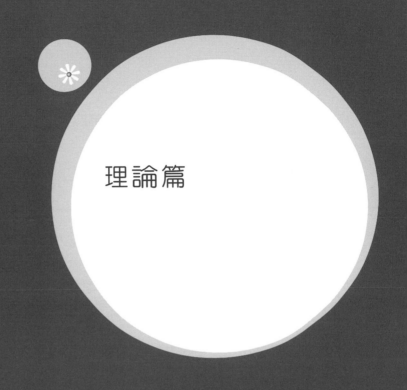

理論篇

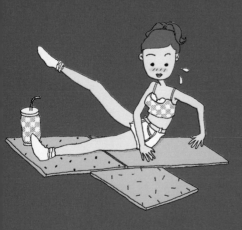

理論篇

第一章　免疫系統如何造成肥胖

細胞激素與發炎

一般人所認知的發炎，都侷限於因為有傷口所造成的病菌感染，但事實上，發炎是免疫系統在面對壓力、感染以及毒素，所引起的免疫反應。臨床上，發炎反應會產生許多細胞激素（Cytokines），這些細胞激素除了在局部造成紅、腫、熱、痛的症狀，也會攜帶著發炎的訊息，經由血液循環而傳遍全身，有些器官可能會受到細胞激素的刺激開始發炎，而引起病變與退化。

前面我們提到過美國時代雜誌曾經探討「發炎」這個話題，而他們是用「The fires within」來形容「發炎」，也就是身體裡面著火了，其實這就是中國人所說的「火氣大」、「上火」。至於是哪些器官組織會著火發炎，產生症狀，就和基因有關，例如有些人會發生在腦部，有些人會發作在血管，有

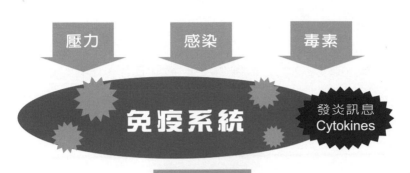

壓力　　感染　　毒素

免疫系統

發炎訊息
Cytokines

- 基因差異
- 曾經受傷

器官組織發炎的症狀： 紅　腫　熱　痛

⚠ 警告

- 疲倦
- 頭痛、偏頭痛
- 鼻竇發炎
- 中耳發炎
- 嘴巴破

- 牙齦發炎
- 喉嚨發炎
- 肌肉酸痛
- 關節疼痛
- 皮膚起疹子

- 腸胃不適
- 腸息肉
- 長年不孕
- 全身水腫………

器官組織病變：

- 老化
- 肥胖
- 癌症

- 中風、心肌梗塞
- 癡呆症
- 自體免疫疾病

- 糖尿病
- 高血壓
- 關節炎

些人會在皮膚造成問題，有些人則會發生在關節，這些症狀包括如疲倦、鼻竇發炎、中耳發炎、口角破裂、牙齦發炎、喉嚨痛、皮膚過敏、肌肉痠痛、水腫肥胖、腸胃不適、腸子長瘜肉……等，如果我們置之不理，久而久之這些器官組織就會產生疾病。所以，我們可以說，所有的重大疾病的原因都是一樣，都來自於身體長期的發炎，只是每個人的基因不一樣，所以表現的位置不一樣。

在發炎的同時，血液中某些特定的發炎指標會出現異常，來反映身體的發炎狀態。大部分的人，在身體發炎的時候，都會有前述的症狀出現，而且發炎指標也會出現異常，但也有些時候，不一定會有明顯的症狀，我們稱之為「沉默的發炎（Silent Inflammation）」，這時就必須透過發炎指標來檢測身體是否正在發炎。

除了基因的因素之外，曾經受過損傷的器官組織，也會容易受到細胞激素的刺激而發炎。舉例來說，大家都知道有B型肝炎帶原的人，比較容易肝

硬化及轉變為肝癌。因為當有B型肝炎帶原，就代表肝臟受過損傷，成為較為虛弱的器官。由於肝臟是身體最主要的解毒器官，當身體的毒素負荷增加，肝臟就會變得比較疲勞，於是就容易發炎；或是身體有某些地方正在發炎，產生許多細胞激素，這些細胞激素就會刺激肝臟，讓肝臟也跟著發炎。當肝臟反覆地發炎，就容易產生疤痕組織，久而久之肝臟就會逐漸纖維化、硬化，而且因為肝臟一直持續的發炎，就很容易轉變成肝癌。

免疫系統所產生出來的細胞激素有很多種，有些細胞激素會負責啟動發炎，有些細胞激素則是會抑制發炎，也有些細胞激素會控制白血球的增生，有些細胞激素會促使抗體的製造，這些細胞激素會形成一個複雜的網路，控制整個免疫反應的進行。雖然目前的醫學對於整個細胞激素網路的運作還不完全清楚，但有一些特定細胞激素的功能，是已經確認的，例如間白素-6（IL-6, Interleukine-6），就是會促使發炎的細胞激素。所以很多人會用血液中的IL-6濃度，來作為監控發炎的指標之一。

長期發炎造成的健康問題

當身體發炎，產生細胞激素，就會刺激身上最虛弱的器官組織，讓它們也開始發炎，產生症狀。至於哪些是自己的虛弱器官，又和基因或是曾經受過損傷有關。舉例來說，若是關節感到疼痛，就代表關節正在發炎，然而其發炎的源頭不一定是因為關節本身受到了病菌的感染，可能是因為腸胃道受到某些毒素的侵襲，產生大量的細胞激素，只是因為關節較為虛弱，所以就受到細胞激素的刺激，而開始發炎。因此關節疼痛是在警告我們，身體現在正在發炎。如果一直置之不理，或只是吃止痛藥把疼痛壓抑下來，而沒有去治療腸胃道毒素的問題，久而久之，除了虛弱器官會產生病變之外，全身其他的器官組織，也可能都會受到細胞激素的刺激，而逐漸產生病變和退化。

當器官組織長期發炎，就會一直受到損傷，產生疤痕，甚至開始病變退化。就以前面所舉的肝臟為例子，長期的發炎，讓肝臟逐步的由脂肪肝、纖維化、硬化，甚至轉變成肝癌；此外，抽菸容易得

肺癌，是因為香菸當中的焦油和尼古丁會破壞呼吸道和肺部的組織，導致受傷和發炎，久而久之就會造成肺氣腫、纖維化，甚至肺癌；當女性的子宮頸感染了人類乳突病毒（HPV，Human Papilloma Virus），也會讓子宮頸成為虛弱器官，如果再受到細胞激素的刺激，就會產生子宮頸發炎、糜爛等症狀，長期下來就容易造成子宮頸癌。因此，許多重大疾病，包括癌症、癡呆症、心肌梗塞、中風、糖尿病等，就是因為身體長期發炎，才會導致病變的發生。所以，只要治療發炎的問題，就可以同時預防與治療這些重大疾病。

發炎會造成淋巴水腫與脂肪囤積

　　水腫肥胖，就是身體發炎紅、腫、熱、痛的症狀之一。水腫是由於大量的淋巴液，淤積在組織之間而形成。水腫經常發生在皮下組織，因此當有發炎水腫時，最大的特徵就是外表會變得較為飽滿，看起來有點發亮，但是皮膚和皮下組織的彈性卻會變得比較差，如果用手指一戳，皮膚就會往下凹，

不會馬上恢復原狀，而是慢慢地才會回復，就像發酵過的麵團一樣。當有這些淋巴液的淤積，無法排除，體重就會逐漸增加，形成所謂的水份滯留（Water Retention）。而隨著發炎程度的不同，淋巴液淤積的程度也會有所差異，所以水腫肥胖的特徵之一，就是常常會在一天當中，體重上下變化達到2～3公斤。而且，長期的水腫，就代表皮下組織一直反覆的發炎，所以會形成許多疤痕及腔洞，於是皮下組織就會慢慢的失去原本緊緻的結構，而變得鬆垮，除了淋巴液的淤積之外，脂肪也會開始在組織之間囤積，最後從表皮突起，就形成所謂的橘皮組織。

前面我們曾經提到過，在發炎的時候，會產生很多紅、腫、熱、痛的症狀，這些症狀會依個人基因的不同，而發生在不同的器官或組織。有些人的基因特性，就是會讓他容易在受到細胞激素的刺激之後，產生水腫的問題，像這樣的人，只要身體一發炎，自然就會水腫，當然體重就會增加，不容易控制。而且，就因為他的肥胖主要是來自於水腫，所以只要免疫系統發炎的問題不解決，再怎麼節

食、運動，都沒有辦法有效的降低體重。

　　除了基因的影響以外，包括荷爾蒙的變化、長期姿勢不良，或甚至是不當的抽脂手術，也都會造成局部皮下脂肪組織的受損及反覆發炎，產生細胞激素，使得淋巴液容易淤積。

　　另外，當身體正在發炎，某些細胞激素會提高脂肪組織的酵素活性，促使脂肪快速的合成囤積，並讓脂肪細胞變大及增生。此外，脂肪組織自己也會分泌某些細胞激素，造成局部的發炎水腫。所以，有脂肪囤積的地方，發炎就會越厲害，更容易發生淋巴水腫；相對的，當發炎越厲害，也越容易促使脂肪的囤積，這就形成了惡性循環。所以，絕大多數的肥胖，都同時有發炎水腫、以及脂肪囤積的情形，只是隨著每個人的基因或是飲食和生活型態的不同，有些人可能有較多的脂肪囤積，而有些人則是水腫的問題較為嚴重。

　　不管是透過吃藥、節食或是運動，大多數人在減肥時，幾乎都只想到要如何燃燒體脂肪，或是減

少脂肪的堆積。然而，就因為忽略了發炎水腫的問題，沒有治療發炎，所以才會覺得減重很困難，一直都達不到效果。

由於許多肥胖的問題是來自於長期發炎所造成的脂肪囤積與淋巴水腫，也因此雞尾酒減肥法之所以有效，是因為其中除了某些加速新陳代謝的藥物之外，也使用了一些利尿劑，而利尿劑就是幫助身體把水份排出去、消除水腫。所以水腫愈厲害的人，用雞尾酒療法來減肥效果會愈好，說穿了只不過是因為水腫消失了，才會瘦下來。這也代表的確有許多人的肥胖問題，是因為發炎水腫所造成。現在也有很多人流行去做淋巴引流，想要雕塑身材，一下子就可以瘦好幾公斤，曲線也變得比較好，其實也是同樣的道理，只是透過外力，將局部淤積的淋巴液暫時壓迫回到血液循環裡，再排出體外，改善了橘皮組織裡淋巴淤積的問題。然而，只靠雞尾酒療法，或是淋巴引流，並沒有真正解決發炎的問題，只要一停止治療，馬上又會再度水腫。所以要解決這些肥胖問題，就必須要針對發炎的根源解決。

為什麼會引發免疫反應，造成肥胖

　　會讓身體發炎，進而引起水腫肥胖，主要是因為免疫系統面對壓力、感染以及毒素所引起的，而其中又以毒素為最主要的原因。大多數的毒素都是從食物而來，一旦毒素在體內堆積，身體就會開始發炎。在接下來的章節當中，這些引起發炎的原因，都將會一一詳細討論。

理論篇

第二章
毒素、感染和壓力都會引起發炎

現代的生活毒素無所不在

對於現代人而言，最主要引起發炎的原因，就是受到毒素的侵襲。由於現代科技的發展，讓人類可以享受更便利的生活，但人類也因而製造了很多新的毒素，包括常聽到的多氯聯苯、戴奧辛、農藥、殺蟲劑、防腐劑、有機溶劑、石化工業污染等。這些毒素無所不在，平常就潛藏在我們生活的週遭，例如免燙的衣物和木製家具可能會散發出有機溶劑甲醛、油漆中可能含有鉛和甲苯、拜拜用的香會有致癌物質等，只要一不注意，這些毒素就會侵入身體，讓肝臟和免疫系統承受著極大的負擔，造成發炎。長期下來，當然會讓身體容易肥胖，以及產生各種慢性退化性疾病。

大多數的毒素來自食物

毒素會透過各種途徑進入人體，包括經由皮膚

毒素的來源

- 細菌或病毒
- 高溫烹調
- 化學藥品
- 重金屬污染
- 工業污染
- 防腐劑
- 環境荷爾蒙
- 過敏原食物
- 農藥、殺蟲劑
- 化學溶劑

接觸、呼吸吸入以及透過食物而攝入，其中最主要的，就是經由食物。現代人會使用很多農藥、肥料、抗生素、荷爾蒙來大量生產食物，並且使用許多防腐劑、安定劑、香料、色素等人工添加物來保存食物、增加風味。這些毒素都可能會殘留在食物中，被吃進人體。除此之外，現在環境污染也越來越嚴重，許多污染物質如多氯聯苯、戴奧辛等，也陸續有發生污染食物的事件。這一類環境污染毒素，往往會隨著食物鍊而逐漸累積在養殖的家畜和家禽體內，特別是在動物的脂肪組織中，所以像肥肉或是雞皮、鴨皮當中，都可能藏有較多的毒素。另外，近海的海鮮，也容易因為河川和沿海的環境污染，而含有許多的污染物。這些環境污染毒素，最後都可能會經由食物而進入人體。然而，我們古老的身體，根本不認得這些毒素，也不曉得該怎麼

處理，長期接觸這些毒素，當然就會引起身體發
炎，造成危害。

過敏原食物讓你發炎

　　食物當中的毒素，最容易被人所忽略的就是
「食物過敏原」，這也是我在行醫當中，最重視的問
題之一。其實過敏就是免疫系統無法適應身體所接
觸到的物質，所引起的強烈發炎反應，也會造成
紅、腫、熱、痛等症狀。許多人的水腫和肥胖，其
實就是食物過敏所引起的。

　　過敏就是一種強烈的發炎反應，除了會刺激免
疫系統產生抗體，來對抗過敏原之外，也同時會促
使大量的細胞激素分泌，透過血液循環，造成全身
發炎，並且在身體各處產生種種發炎的症狀，如頭
痛、偏頭痛、疲倦、失眠、鼻塞、鼻竇發炎、中耳
發炎、中耳積水、關節疼痛、肌肉酸痛、皮膚過
敏、起疹子、腸絞痛、腸胃不適、腸瘜肉、不易懷
孕等。對於嬰幼兒，更可能造成過動、自閉、學習
不專心或尿床等問題。我曾經在臨床診療中，統計

過120位有嚴重過敏問題的人的發炎指標，發現在他們的血液中，代表發炎的細胞激素間白素-6（Interleukine-6，IL-6）的濃度都比較高，這也印證了過敏的確是一種發炎反應，也代表這些人正有嚴重的發炎問題。

常見的食物過敏有兩種，第一種是立即性的過敏反應（Immediate Allergic Reaction），例如某些人只要一吃到蝦子，就立刻全身發癢、起疹子，甚至呼吸困難、休克，必須送醫急救。這種過敏是體質的問題，和塵蟎或花粉等吸入性的過敏很類似，只要過敏原進入身體，馬上就會產生大量的E抗體（IgE）對抗過敏原，並出現很強烈的過敏症狀。有這種過敏的人，通常不用檢查自己就很清楚，也都懂得避免，對身體的傷害並不大。

另一種食物過敏稱為延遲性的過敏反應（Delayed Allergic Reaction），是一般人比較不清楚且容易忽略的。很多食物可能本來並不會讓身體起反應，但是如果常常吃到同一種食物，經年累月之下，身體就會針對這種食物累積大量的G抗體

(IgG)，下次再吃到同樣的食物，就會引發過敏反應。這種過敏通常是在幾小時、甚至幾天之後才會出現症狀，因而稱為延遲性過敏。這種延遲性過敏會依個人的基因而在不同的器官組織當中，產生各種不同的發炎症狀。由於許多人都不清楚這些症狀是因為食物過敏所造成，當然也不知道究竟是哪些食物讓自己發炎，所以也就無從避免，自然對健康就會造成重大的影響。很多人也會因為這些不明原因的病痛，而跑遍各科門診，但都無法找到問題的根源。

　　我們平常所吃的食物，都可能是自己的過敏原，而且每個人的過敏食物可能都不一樣，如果沒有經過檢測，就無法知道哪些食物是讓自己過敏及發炎的元兇。例如大家都覺得大蒜是很健康的食物，但如果有人對大蒜過敏卻不知道，還經常攝取，對他而言，大蒜就是會造成發炎的毒素，會讓他水腫肥胖。如果不經過食物過敏檢測，他可能永遠都不知道，大蒜就是讓他肥胖的原因，只要不吃大蒜，水腫就會消失，體重自然就會下降。此外，有些人只要聽到，吃什麼東西可以減肥，就拼命的

吃，完全沒有考慮食物過敏的問題，萬一剛好對這個食物有過敏的問題，反而是越吃水腫越厲害，無法達到減肥的效果。例如在媒體與網路上，常常有人說吃蘋果可以減肥，但如果對蘋果過敏，就可能會愈吃愈肥。

很多人就是因為不知道哪些食物讓自己過敏，毫無警覺的一直吃，難怪會一直瘦不下來；也有很多人為了減肥，什麼都不敢吃，結果因為過度節食，新陳代謝率降低，減肥的效果當然也不佳，復胖的機率更高。其實，在我的經驗裡面，只要不吃過敏原食物，就可以減少免疫系統的負擔，不但許多發炎症狀會減緩，血液中的發炎細胞激素IL-6也會下降，許多人的肥胖水腫問題，也會同時獲得改善，不必刻意的挨餓。所以，每個人都應該要知道自己對哪些食物過敏，了解自己可以吃什麼、應該避免哪些食物，減重的效果才能事半功倍。我的一位病人就是如此。她當初來看診的時候，就提到自己一直在努力的節食減肥，什麼都不敢吃，卻沒有很好的效果。有時去做個淋巴引流，體重就會下降個2～3公斤，但是幾天之後，體重又會回昇，這其

實就是典型的水腫肥胖。而在經過食物過敏檢測之後，發覺原來自己最喜歡吃的食物，像牛奶、雞蛋、玉米、鳳梨、香蕉、芝麻、薑等，都是自己的過敏原，難怪身體經常都在水腫，怎麼節食也瘦不下來。當她把過敏食物排除以後，體重在短短的幾個禮拜之內下降了4～5公斤，從此之後，不必辛苦的節食，只要不吃過敏的食物，就可以輕鬆的維持體重，同時，她身上其他健康的問題，例如黑眼圈、疲倦、失眠以及不孕等，也都獲得改善。

　　立即性的食物過敏原，因為馬上會產生強烈的症狀，所以通常自己都很清楚；但是延遲性的食物過敏原，往往會在幾個小時、甚至幾天之後才出現症狀，所以就很難知道到底是哪些食物讓自己過敏。過去要檢測食物過敏原，都是用皮下注射的方式，一次打20幾針，把可能的食物過敏原一一注射到皮下，然後觀察皮膚的反應。這種方式不但痛苦，甚至還有危險性，很可能會當場休克，而且只能檢查出立即性的過敏原。近年來因為生物科技的進步，已經可以直接從血液當中，分析是否有特定食物的抗體以及抗體的量，來判斷對哪些食物有過敏的反應。只要抽取大約8c.c.的血，就可以同

時了解自己對近百種的常見食物，是否有立即性或是延遲性過敏的問題。過去安法已經做過將近10,000個食物過敏的案例，從我們的統計分析中發現，國人最常見的五大延遲性過敏原，分別是乳製品、雞蛋、麵食類、玉米以及芝麻，這幾種都是國人最常吃的食物，也難怪高居過敏原的前五名。對於所有曾經檢查過食物過敏的人，我都會提醒他們一定要注意排除過敏的食物，除了會解決許多莫名其妙的病痛之外，也讓很多人輕輕鬆鬆的減重成功。由於我們每天都要吃東西，我一向認為，避開食物過敏原，是照顧好自己健康最重要的第一步。

高溫烹調毒素多多

大家都聽過，想要減肥，就得吃清淡一點，儘量減少高溫煎、炒、炸，不要吃得太油膩，通常這樣的說法是基於減少熱量的攝取，但從發炎的角度來看，這樣的做法其實具有更重要的意義，就是減少吃到因為高溫烹調所產生的毒素，避免刺激免疫系統，導致發炎水腫。

　　很多人都有這樣的經驗，在享受美食之後，經常會有頭痛、頭暈、心悸、腸胃脹氣、腹痛、肌肉痠痛等症狀，其實很可能就是因為吃進太多高溫烹調毒素所引起的。不可否認，高溫的烹調，不但方便快速，也容易做出令人食指大動的風味，因為在高溫之下，食物會很快的產生化學變化，釋出濃郁的香味。在以前沒有瓦斯爐的時代，家庭主婦每天從早到晚就是忙三餐，因為爐灶的火都很小，所有的食物都得慢慢煮、慢慢熬，才能把食物的風味煮出來。但現代人生活非常忙碌，家庭主婦也都得上班，回到家可能只有30分鐘，就得煮出一桌菜，這個時候就必須要用很高的溫度，來縮短烹調的時間，而現在的科技也比以前進步，有強大火力的瓦斯爐、高溫的烤箱可以用，只要直接大火快炒、油炸，三兩下就能料理好一餐。但是這樣的高溫烹調，卻會產生許多問題。

　　所謂的高溫烹調，指的是以超過120℃以上的溫度來調理食物。如果是用水煮或清蒸，由於水的沸點只有100℃，因此烹調溫度不會過高，是比較

健康的烹調方式。但如果加上油來烹調，就屬於高溫烹調，因為油的沸點通常在180～250℃之間。如果用油來炒菜，在開始冒出油煙的時候，溫度通常已經達到180℃以上；至於油炸，則至少是250℃的高溫；如果用烤箱烘烤，溫度更往往高達250～400℃。然而，很多營養素都不耐高溫，包括維他命C、維他命B群等，在經過高溫的烹調後，這些營養素會就此流失。例如原本認為吃蔬菜可以補充維他命C，但如果把蔬菜拿去熱炒，可能其中大多數的維他命C就會流失。

高溫烹調，不但會讓食物中的營養流失，也很容易產生許多毒素。不久前紐約西奈山醫院的研究就指出，高溫烹調所產生的毒素，就是導致各種慢性疾病的原因。這也可以解釋為什麼美國人和中國人最容易有水腫發胖的問題，其實大多就是因為吃了太多的高溫烹調毒素，使得身體發炎所致。

高溫烹調會讓食物中的分子發生化學變化，例如蛋白質和糖一起加熱後，會產生棕褐色的物質，並散發出濃郁的香味，這是一種稱為「褐變

（Browning）」反應的結果。褐變反應除了會讓食物增加香味和風味之外，也同時會產生一種稱為梅納汀（Melanoidins）的致癌毒素，增加肝臟和免疫系統的負擔。

而糖類和澱粉類，只要經過130℃以上的高溫，就會產生丙烯醯胺（Acrylamide）。這也是一種致癌物質，而且隨著烹調溫度愈高，或是加熱時間愈長，所產生的丙烯醯胺量就愈多。現在已經發現，在高溫烹調的澱粉類食物裡，例如洋芋片、炸薯條、麵包、餅乾、蛋糕、零嘴、泡麵……等，都含有很多丙烯醯胺，很容易讓腸胃道和肝臟的負荷加重，使身體發炎。二、三年前美國CNN等許多媒體就以頭條新聞報導這個問題，這一年多來台灣自己也有許多相關的研究，證實這些毒素對身體的危害。

除了產生毒素以外，高溫烹調的食物也比較難以消化。舉例來說，我們以前吃麵包時，很容易掉麵包屑，但是現在的麵包卻不會有這樣的情形。之

所以會有這樣的差別，除了麵粉品質改良，麵筋比例較高之外，還可能是因為烘烤溫度的影響。以前的烤箱溫度比較低，烤麵包需要比較長的時間，但是現在的烤箱比較進步，可以用很高的溫度來烘烤，以前要烤3～4個小時，現在只要20分鐘就好了。經過高溫的烘烤，會讓麵包裡的澱粉、糖、蛋白質以及油脂變成很複雜的化合物，稱為高度糖化產物（Advanced Glycation Products，AGEs），它會使麵包的質地變得比較黏。當這些黏黏的AGEs吃進身體裡，就容易黏在腸子上，很難消化，結果就讓腸胃道開始發炎，並且刺激腸道的淋巴組織，產生很多的細胞激素，進而導致全身的發炎。除此之外，這些AGEs也會讓血管和關節發炎，並且造成眼球水晶體的渾濁，形成白內障。

油脂經過高溫加熱也會產生問題。我們觀察家裡的抽油煙機，幾乎上面都會有一層厚厚的、不容易洗掉的油垢，這些都是被高溫的油所黏附上去的。同樣，當我們吃進高溫油炸或煎炒的食物，就等於是讓這些油垢也黏在我們的腸子上，既不容易

消化，更不容易排出，當然也會讓腸子發炎。而且，大多數的植物性油，並不耐熱，只要一超過80℃，就會產生自由基。自由基是一種很強的毒素，會破壞細胞和遺傳基因，容易造成老化以及各種慢性退化性疾病。另外，當油脂經過高溫，也很容易發生結構上的變化，轉變成具有毒性的「反式油（trans-Form Fat）」。

大多數天然的油脂，都是屬於「順式油（cis-Form Fat）」，包括人體細胞上的油脂，也多是順式油。順式油的結構比較不規則，會使得細胞膜變得比較鬆散，不會太硬，流動性和彈性也都會比較好，可以讓細胞膜上的蛋白質容易游動、翻轉，順利執行各種生理功能。但反式油的結構就比較緊密，一旦吃進太多反式油，就會讓細胞膜變得僵硬，使細胞膜上的蛋白質不容易活動，很多的生理功能就會發生問題，例如腦部和神經組織，是體內脂肪含量最多的器官，當吃進太多的反式油，就會讓腦部及神經組織在思考、記憶、反應能力等功能上，受到很大的影響。

許多醫學研究已經證實，攝取過多的反式油，

容易造成痴呆症、記憶力不佳以及智力發展遲緩的問題，另外也容易發生肥胖、動脈硬化和糖尿病。反式油大多會出現在高溫烘烤的食物當中，特別是餅乾、蛋糕、麵包、零嘴等，現在美國的FDA已開始規定很多加工食品必須要標示反式油的含量，有許多州也已經下令禁止在校園內販賣含有高量反式油的餅乾。

消失的廚房，消失的健康

現代人非常的忙碌，沒有太多時間自己烹調，所以大多外食，或是直接買現成的加工食品吃。家裡的廚房雖然裝潢的很漂亮，但就像樣品屋一樣，幾乎沒有使用，頂多只是燒燒開水，或只是用微波爐熱一下現成的食物。甚至現在很多新的房屋，廚房的空間也都越來越小。這其實是隱藏著一個非常大的危機。因為在外面吃的食物以及買回來的現成加工食品，都不是自己烹調的，所以到底這些食物的材料從哪裡來、製作的過程如何、有沒有經過高溫烹調、是否被病菌污染、有沒有添加防腐劑、色素或化學藥品等，其實根本就無從了解，甚至有些

人工添加物還會具有強烈的致癌毒性，像最近層出不窮的「黑心食品」，其實就是揭露出這些問題的嚴重性。這些在加工或烹調過程中所發生的問題，都可能會讓身體一直處於發炎的狀態，導致疾病的發生。

某些病原菌的感染容易造成發炎肥胖

身體有病原菌的感染，通常都會造成局部的發炎，但是有某些病原菌，除了會造成局部的發炎，也會刺激免疫系統，產生大量的細胞激素，如果一直沒有徹底的根治，將會導致全身性的發炎，在其他器官也會造成疾病。例如有些人的胃底部有幽門桿菌的感染，這種病菌除了會造成胃潰瘍和十二指腸潰瘍以外，有很多的研究指出，它也會造成胃癌以及動脈硬化。許多女性的陰道有念珠菌的感染或子宮頸有人類乳突病毒的感染，這些除了造成局部生殖器官的發炎之外，也會引起全身性的發炎水腫，讓身體罹癌的風險大為增加。

除了上述這些病原菌之外，很多人可能不知

道，牙齒也是病菌的長期感染源之一。研究指出，40歲以上大約有80％的人都有牙周病的問題。牙周病是一種靜悄悄的慢性發炎疾病，也是造成牙齒脫落的最主要原因。它是由存在於牙齦和牙齒相接部位的「牙菌斑」細菌所造成。牙菌斑細菌有很多種，而且數量驚人，1毫克的牙菌斑裡大約就有1億個細菌，其中還可能包括毒性很強的厭氧細菌。這些細菌會造成牙齦和牙齒周圍長期的發炎，而且症狀很不明顯，通常病人只會發覺有牙結石的形成、牙齦腫脹、口臭的現象，只有少數會有疼痛及刷牙時出血，大多數的人到了齒槽骨被破壞掉、牙齒鬆動、無力咀嚼，甚至牙齒脫落時，才發覺自己有牙周病。

牙周病造成的影響不只是口腔的問題，近來已經有許多研究指出，罹患嚴重牙周病的人，發生心肌梗塞、中風等動脈硬化疾病的風險，是沒有牙周病的人的1.5～2.5倍，不亞於抽煙、糖尿病以及高血壓。所以，有牙周病的人，也可能會更容易發炎水腫。

腸道壞菌會製造更多的毒素

人體腸道中也有許多細菌，這些細菌的數量幾乎和人體的細胞總數相當，有些細菌可以幫助身體分解毒素、消化食物、或是製造維他命B群等營養素，這些細菌對人體有益，因此也稱為益生菌（Probiotics）。另外也有些所謂的壞菌，除了會製造毒素以外，也會造成腸壁的破損發炎，使得腸道發生滲漏的現象，讓更多腸道內的毒素進入到血液中，造成免疫系統的負擔。益生菌和壞菌，會在腸道中維持生態上的平衡，如果益生菌較多，對健康自然比較有利，相反的，如果壞菌過多，當然就會容易讓腸道發炎。

腸道當中的壞菌之所以會增加，大多數都是因為飲食不當所引起，特別是高溫烹調的食物、高脂肪、高澱粉以及高糖分的食物。尤其是常吃高糖分食物，會使得腸道中的真菌容易增生，讓腸子發霉，造成更嚴重的健康問題。另一方面，如果纖維的攝取不足，會讓益生菌無法繁殖，導致益生菌的數目減少，相對的就讓壞菌的數目增加，結果就讓腸道像受到污染的河川一樣，充滿腐臭的污泥，腸

子當然就容易發炎。

壓力會讓身體容易發炎

當壓力來臨時，人體會大量分泌腎上腺荷爾蒙，讓肌肉緊繃、血管收縮、心跳加快、血壓上升、血糖升高，來對抗壓力。原本這是古時候人類面對猛獸或是天災等突發狀況時的自然反應，然而，現代人的生活裡，很少會有這種突發性的狀況，但卻會因為工作、家庭、人際關係等問題，而一直處於壓力當中，使得身體不斷的製造皮質醇（Cortisol）來應付壓力。

當皮質醇長期過高時，會讓交感神經一直處於興奮的狀態，久而久之，就會使得免疫能力降低，不容易處理外來的感染與毒素，所以很多人在長期的壓力之下，常會有嘴巴破、容易感冒等發炎的問題，甚至會有疲倦、焦慮、失眠、全身酸痛、腸胃不適等自律神經失調的症狀。同時，皮質醇還會導致固醇類荷爾蒙的不平衡，抑制了腎上腺荷爾蒙（DHEA）以及性荷爾蒙的分泌。前面我們提到

過，IL-6是促使發炎的細胞激素，而DHEA和性荷
爾蒙都會抑制IL-6的分泌，因此當這些荷爾蒙被皮
質醇抑制的時候，IL-6就會上升，讓發炎水腫的問
題更加嚴重。

　　很多人在壓力大的時候，會以吃東西來舒解情
緒，特別是吃甜食。這是因為壓力大會讓肌肉變得
緊繃，大腦神經快速運作，這些都會大量消耗血
糖。而甜食中的糖分會讓身體感到放鬆，情緒平和
愉悅，也因此很多人在承受壓力的時候，食慾會特
別旺盛，並且喜歡吃甜食。然而，甜食會讓血糖上
升，導致胰島素的分泌增加，而胰島素除了會讓身
體更容易發炎水腫之外，也會囤積體脂肪，使得身
體更加發胖。這個部分在下一個章節當中，我們會
作更詳細的探討。

理論篇

第三章
胰島素會同時造成脂肪囤積與發炎

　　大家都知道，胰島素分泌不足會造成血糖代謝的問題，引發糖尿病，然而現在也有很多的研究證實，胰島素也會引起全身發炎和脂肪的囤積，和肥胖的形成有很密切的關聯。所以想要健康的瘦身，一定要好好了解胰島素的作用與功能。

胰島素的作用

　　胰島素是由胰臟所分泌的荷爾蒙，它會讓血糖（血中的葡萄糖）順利進入細胞，供細胞新陳代謝所需，所以胰島素最主要的功能，就是讓血糖下降。此外，它也會促進脂肪細胞製造脂肪與堆積脂肪。

　　血糖來自食物中的澱粉和糖。澱粉是由許多葡萄糖組合而成的巨大分子，經過唾液、胰臟消化

液、小腸消化液裡的澱粉酵素作用，逐步分解成一個個的葡萄糖分子；糖則只需經過簡單的分解，就會直接成為葡萄糖。當這些葡萄糖被吸收進人體後，血糖就會上升。我們的身體對血糖濃度很敏感，只要稍有變化，就會影響到我們的情緒、食慾和新陳代謝。當血糖濃度上升，代表很飽足，人會有愉悅、舒適以及放鬆的感覺；血糖較低時，代表身體的能量不足，就會有飢餓、情緒不安、虛弱無力的情況出現。然而，當血糖太高或太低，都會破壞新陳代謝的平衡，並且造成許多健康的問題，所以平時我們的身體，都會盡量讓血糖維持在一個穩定的範圍內。

血糖濃度一升高，身體就得要趕快把血糖降下來。降血糖的途徑有兩個，第一是透過運動，把血糖消耗掉；第二則是靠胰島素來促使血糖盡快進入細胞，以降低血糖。因此，當血糖升高，又沒有運動，就會強力刺激胰臟，分泌出大量的胰島素，釋放到血液當中，讓血糖儘速下降。

胰島素的作用過程，是先和細胞表面上的胰島素接受體（Insulin Receptor）結合，然後胰島素

接受體就會把訊息傳遞到細胞裡面，促使細胞中一種稱為葡萄糖轉入酵素（Glucose Transporter）的蛋白質，從細胞裡游移到細胞膜表面，抓住葡萄糖，把它帶進細胞內。在這個機制當中，胰島素就像是一個導遊，帶著一群客人（葡萄糖）到飯店（細胞）門口，然後按電鈴（胰島素接受體）通知飯店有客人來了，飯店的接待人員（葡萄糖轉入酵素）就出來把客人帶進飯店裡。

為什麼胰島素會升高

　　血糖之所以上升，是因為吃進了含碳水化合物的食物。碳水化合物包括複雜的澱粉、纖維、以及各種的糖。原則上，結構簡單的單醣（例如葡萄糖）和雙醣（例如麥芽糖或白砂糖）會讓血糖急速上升，而複雜的多醣（例如澱粉）所造成的血糖上升，則較為平緩。然而，這樣的原則並不能應用於所有的食物。事實上，不同食物對血糖所造成的效應，會受到許多因素影響，這些因素的總合就是所謂的血糖指數（Glycemic Index，GI值）。現在血糖指數已經普遍被應用在評估食物對血糖所造成

的影響上。指數愈高，血糖上升的速度就會越快；指數愈低，上升的速度就越慢。

　　血糖指數會依食物中的糖份種類、纖維、蛋白質、脂肪含量的多寡以及烹調方式，而有所差異。一般來說，食物中所含的纖維、蛋白質和脂肪成分愈高，血糖指數就愈低；至於經過高度加工或高度純化的糖或澱粉，則是典型的高血糖指數食物。在這裡列出一些常見食物的血糖指數表，提供大家參考。

食物	血糖指數	食物	血糖指數
早餐穀類			
玉米薄片	121	燕麥片	89
果乾麥片	96	麥片	97
燕麥麩	85		
飲料			
可樂	90	汽水	97
堅果			
杏仁	15	胡桃	15
花生	15		

食物	血糖指數	食物	血糖指數
乳製品			
冰淇淋(全脂)	69	優酪乳(加水果、糖)	90
冰淇淋(脫脂)	90	優酪乳(冷凍、脫脂)	90
脫脂牛奶	46	優酪乳(加水果、糖精)	63
全脂牛奶	39	養樂多	64
優酪乳(原味、全脂)	52		
澱粉類			
白麵包	87	全麥麵	59
小甜麵包	100	義大利麵	64
酥皮麵包	112	白麵條	81
比薩	86	米粉	61
甜甜圈	108	冬粉	39
鬆餅	109	馬鈴薯泥 (加奶油)	117
蛋糕	88	馬鈴薯 (煮的)	80
蕎麥麵	47	馬鈴薯(烤的)	116
白米飯	103	奶油酥餅	88
糙米飯	50		
點心食品			
玉米片	99	洋芋片	77
爆米花	133	米餅	132

食物	血糖指數	食物	血糖指數
蔬菜和豆類			
蘆筍	22	洋蔥	50
綠色花椰菜	23	菜豆	43
甘藍菜芽	23	豌豆	65
紅蘿蔔	92	花豆	60
甜玉米	76	大豆	20
白色花椰菜	50	蕃薯	70
白菜	50	白豆	54
水果			
蘋果	49	柳橙汁	59
蘋果泥	52	木瓜	71
香蕉	70	桃	75
櫻桃	23	梨	34
葡萄柚	26	李	25
芒果	45	葡萄乾	93
柳橙	78	西瓜	80
糖			
果糖	26	乳糖	57
葡萄糖	100	麥芽糖	150
蜂蜜	48	砂糖	89

總括來說，越甜的食物，GI值通常都越高，不過，有些食物吃起來雖然不甜，但GI值也很高，例如白麵條和白米飯，這是因為它們都是精製過的純澱粉，消化和吸收都很快，所以會讓血糖快速飆升。至於低GI值的食物，結構都比較複雜，因此消化吸收的速度會比較慢，血糖的上升就會比較平緩，如複雜的多醣類，包括全穀類、糙米以及蔬菜等。另外，纖維含量愈豐富的食物，通常GI值就愈低，這是因為纖維會吸附糖分，相對的血糖就不至於上升太快，所以吃米飯時，寧可選擇纖維含量高的糙米，也不要吃白米飯；選擇蕎麥麵和全麥製成的饅頭、麵條以及綠豆製成的冬粉，也會比白麵條或烏龍麵好。另外，台灣的水果大多很甜，通常GI值都會較高，如果纖維的含量偏低，GI值就會更高，例如西瓜的纖維含量比梨子少了很多，所以其GI值就比梨子高出不少。

　　平常，我們會感到飢餓，大多數都是因為血糖降低的緣故。等到用餐之後，血糖開始上升，飽足感就會出現，同時胰島素也開始分泌，讓血糖慢慢

回到正常。很多人可能都有這樣的經驗，明明才吃了一大碗麵，不到3個小時，肚子就咕嚕咕嚕的叫了；有些人每餐一定要吃兩、三碗飯，如果不吃這麼多飯，沒多久肚子就會餓了，結果卻是飯吃得愈多，肚子餓得愈快；平時看到甜食，或聞到麵包的香味，就不由自主的流口水，其實這些都是因為吃到高GI值食物，造成血糖的快速上升，強力刺激胰島素的大量分泌，一下子把血糖降得太低所造成的。在農業時代，因為每天都有大量的勞動，會消耗掉很多血糖，所以就算是吃高GI值的食物，也會很快的將血糖消耗掉，並不會刺激胰島素的大量分泌。然而，現代工商社會，大多數人都是坐在辦公室，很少勞動，所以只要吃了高GI值的食物，血糖就會急速上升，使得大量的胰島素分泌，將血糖降得比吃東西前還低，變成低血糖狀態，於是就開始感覺更飢餓，有時還會有餓到頭昏眼花、心悸、精神不能集中、手腳發抖等低血糖症狀，這時會讓身體對高GI值的食物更有慾望。而一旦再度吃進更多高GI值的食物，又會再次讓血糖快速上升、胰島素也再度跟著升高。於是，胰島素和血糖值就像雲霄飛車一樣上上下下，形成了惡性循環。

長期胰島素偏高會造成胰島素阻抗

當胰島素一直偏高，細胞對胰島素的反應就會慢慢減弱，不容易再把血糖帶進細胞裡，這也代表細胞對胰島素已經不敏感了，需要有更多的胰島素，才能達到足夠的刺激效果，這種情形我們稱之為胰島素阻抗（Insulin Resistance）。當有胰島素阻抗的情形發生，身體會製造更多的胰島素，來刺激細胞，所以血液中的胰島素就會越來越高。剛開始，血糖可能還可以靠高胰島素來維持正常，但是久而久之，胰島素阻抗越來越嚴重，血糖一直無法順利進入細胞，就會開始在血液中堆積，造成高血糖。同時，一直分泌過多的胰島素，也會加重胰臟的負荷，久而久之，就無法再製造出足夠的胰島素來調控血糖，最後胰島素的分泌就逐漸不足，使得高血糖的問題日益嚴重，慢慢的就造成了糖尿病。因此，當血糖仍然正常，但是胰島素已經偏高時，其實就是糖尿病的前兆，可以視為一種「隱藏性的糖尿病」。

一般人想到糖尿病，大多只會關注血糖的濃度。通常在健康檢查時，都只會檢查飯前與飯後的

正常的胰島素曲線

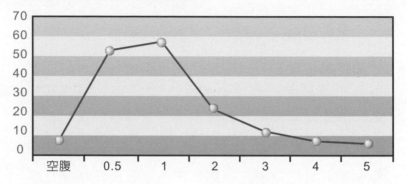

隱藏性的糖尿病（胰島素曲線）

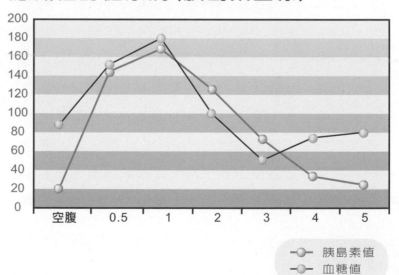

胰島素值
血糖值

血糖，如果還在正常值，就會認為自己還很健康，沒有糖尿病的風險，但其實這是有盲點的。因為就如前所述，即使血糖值還在正常範圍，但如果此時的血糖是需要靠高胰島素來維持的話，就代表他已經有隱藏性糖尿病的可能。所以，在檢查時，一定要同時檢查飯前和飯後的血糖與胰島素值，才能正確評估血糖代謝的問題。在左圖當中可以看到，空腹時的胰島素，正常應該在10以內，飯後半小時內就會上升，然後在飯後2小時應該要回到20~30之間。但是有隱藏性糖尿病的人，如圖中的例子，其空腹時的血糖和飯後2小時的血糖，都在正常範圍，然而他在空腹時的胰島素，就已經是20，飯後2小時還高達120，這就代表已經有高胰島素以及胰島素阻抗的現象。這樣的人，其胰臟的負荷會是一般人的好幾倍，短時間之內也許沒事，但是經過一段長時間，胰臟無法再負荷，胰島素的分泌就會開始減少。如果他還是不斷吃進高GI值的食物，也沒有運動，血糖就會開始失去控制，真的變成了糖尿病。

另一方面，血糖長期過高，糖分就會和體內的蛋白質結合，變成一團一團黏黏的化合物，也就是

前面提到過的高度糖化產物（AGEs），而AGEs是造成很多疾病和老化的元兇。AGEs會讓血液變得黏黏稠稠的，不但影響血液的循環，還會在身體裡到處沉積。如果沉澱在關節，就會讓關節變得僵硬發炎；沉澱在眼球水晶體裡，就會造成白內障；沉澱在血管壁，就會造成血管的發炎，導致動脈硬化及阻塞。

高溫烹調的食物，特別是西式糕餅、甜點、餅乾等，除了都是高GI值食物以外，也都含有許多高溫烹調毒素和反式油，會讓細胞膜對胰島素的反應變得更差，更容易造成胰島素阻抗；同時這些甜點也含有大量的AGEs，容易造成身體發炎，所以應該要盡量避免攝取。此外，食物裡的糖份太多，也會讓腸子裡的壞菌和黴菌容易繁殖，就好像甜食放在外面幾天，就會開始變酸、發霉一樣。當這些腸子裡的壞菌、黴菌過度生長，就會產生很多毒素，並且破壞腸壁內襯，使腸子破損發炎，造成肝臟和免疫系統的負擔，進一步造成全身的發炎。

另外，食物當中的油脂，也會影響胰島素的作用。因為胰島素接受體是一種漂浮在細胞膜表面上

的蛋白質，一旦油脂攝取的量、種類和比例不對，細胞膜就會失去彈性和流動性，變得較為僵硬，使得胰島素接受體不能靈活的游動，對胰島素的反應就會變差，形成胰島素阻抗的問題。有關攝取油脂攝取的內容和比例，在後面的章節裡會有更加詳細的討論。

高胰島素造成X症候群，並且加重發炎

長期高胰島素除了會造成胰島素阻抗和糖尿病以外，也會形成所謂的X症候群，包括肥胖、高血糖、高三酸甘油酯、高膽固醇等，而且它所形成的肥胖，會讓人在肚子、臀部以及內臟囤積大量的脂肪（如下頁圖）。對於X症候群所產生的健康問題，以現在的醫療，往往都只是用減肥藥來減肥、降血糖藥來降血糖、降壓藥來降血壓、降血脂藥來處理高血脂。其實，這些問題都是因為長期高胰島素所引起的，只要解決高胰島素，這些健康問題自然也會同時獲得改善。

為什麼胰島素會讓體脂肪囤積？這是因為當血

X症候群

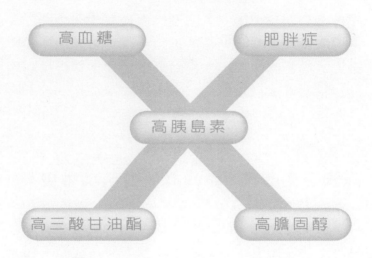

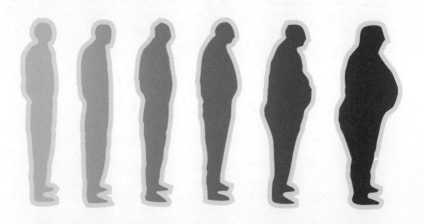

X症候群

糖偏高時，就代表體內的熱量太多，胰島素就會促使脂肪組織把多餘的葡萄糖轉變成脂肪儲存起來，以備不時之需。因此，如果胰島素長期偏高，就會使得體脂肪開始囤積，造成肥胖。在比較原始的文化裡，通常會把肥胖當作身分地位的象徵，還說這是「有福氣」，其實就是因為肥胖代表著生活富足、食物供應無虞。然而，以現代的健康觀點來看，解讀就大為不同了。

南太平洋的島國諾魯，就是最典型的例子。在二次大戰之前，島上人民的生活很簡單，每天都是耕作、打獵、捕魚，吃傳統的食物，例如椰子、馬鈴薯、蕃茄、魚、鳥類等。一直到1954年為止，島上幾乎沒有出現過糖尿病患。可是戰後不久，諾魯居民大量的開發島上豐富的磷酸礦，人民的平均所得還因此曾躍升為世界第一。然而這些富有的居民從此就不再耕作打獵，每天吃高糖分、高脂肪的速食和加工食品，喝含糖的罐裝飲料，當然也沒有運動。結果幾乎全民皆肥胖，都有X症候群的健康問題。到了1975年，島上有43％的人都罹患了糖尿病，其中還有8,000多人產生了嚴重的併發症，

需要截肢。而現在的諾魯政府，已經因為磷酸礦的枯竭，以及沉重的醫療負擔而瀕臨破產，正等待聯合國的救援。從這個例子來看，高胰島素和X症候群的產生，與飲食、生活習慣有非常密切的關係。

除了脂肪的囤積以外，當身體的胰島素過高時，還會使細胞膜上的脂肪酸，轉變為前列腺素E2（PGE2，Prostaglandin-2），而PGE2就是發炎的訊息傳導物質，會進一步造成發炎，讓身體水腫。此外，過高的胰島素也會抑制性荷爾蒙和生長激素的分泌，加速身體的老化，甚至連生殖能力也會受到影響，同時也會讓造成發炎的細胞激素IL-6的分泌增加，使發炎的問題更形惡化。

理論篇

第四章
荷爾蒙不足也會讓身體容易發炎

與發炎及肥胖有關的荷爾蒙

除了胰島素以外，還有許多荷爾蒙也和肥胖有關，例如生長激素、甲狀腺素、腎上腺荷爾蒙、性腺荷爾蒙、瘦體素等。由於荷爾蒙是身體的指令系統，必須維持平衡，才能讓各種生理活動維持正常。然而，人體荷爾蒙的分泌，會因為年齡、或是某些因素的影響而減少。一旦荷爾蒙分泌不足，很多生理功能就會衰退，進而造成許多健康問題，當然也包括水腫肥胖與脂肪囤積。

年齡老去會讓荷爾蒙不足

分泌荷爾蒙的器官稱為腺體（Gland），會隨著年齡的增加而逐漸退化，使得許多荷爾蒙的分泌也會隨之逐漸減少。例如生長激素會在25歲之後逐步減少分泌，甲狀腺素在40歲以後也會逐漸降低，

男性荷爾蒙也是在40歲後慢慢減少分泌，女性荷爾蒙則是在約50歲前後會驟然停止分泌。這些荷爾蒙的減少，都會影響許多生理機能的運作。

生長激素（Growth Hormone）的作用在幫助身體修補細胞、修復組織，並且促進脂肪的燃燒。當生長激素不足，皮膚就會開始變薄、鬆弛，肌肉逐漸鬆垮，外表的老化會越來越明顯。此外，生長激素不足也會讓新陳代謝速率變慢，脂肪燃燒的效率變差，於是脂肪便開始在腹部囤積，導致中心軀幹肥胖，但四肢卻反而變得瘦小。

甲狀腺素（Thyroid Hormone）最主要的功能在調控身體的新陳代謝，如果分泌過多，精神就會變得非常亢奮，新陳代謝速率會加快，使得身體急速消瘦；相對的，如果分泌不足，代謝速率就會變慢，就容易肥胖，此外當分泌嚴重不足時，會產生黏液水腫（Myxedema），讓人變得臃腫不堪，身體曲線完全走樣。

固醇類荷爾蒙（Steroid Hormones）是由膽固醇所轉變而來。在人體當中，包括性荷爾蒙、腎

上腺荷爾蒙等，都屬於固醇類的荷爾蒙。這些荷爾蒙的功能各自不同，性荷爾蒙主要是調控各種生殖的機能，而腎上腺荷爾蒙則是負責處理壓力與免疫反應，基本上這些固醇類的荷爾蒙，彼此之間會互相影響，維持平衡。

在正常情形下，性荷爾蒙會抑制細胞激素IL-6的製造，控制發炎的反應。然而隨著年齡增長，性荷爾蒙的分泌就會慢慢減少，逐漸失去抑制IL-6的功能。以至於隨著年齡增加，就越容易水腫發炎而肥胖。

總括來說，隨著年齡的增加，各種荷爾蒙的分泌都會逐漸減少，使得新陳代謝率下降，導致脂肪更容易堆積，身體更容易發炎水腫。所以，年紀越大，就越容易肥胖，也越不容易減肥。

不當的生活型態也會讓荷爾蒙不足

除了年齡之外，也有很多的因素，會影響荷爾蒙的平衡，包括生活作息、壓力、運動、飲食、毒

素等。由於荷爾蒙的分泌，和當地太陽、月亮以及地球的磁場有關，因此一個正常的生活作息，對荷爾蒙的分泌非常重要。例如生長激素都是在晚上11點至凌晨4點分泌，而且還要有充足、高品質的深度睡眠，才會有足夠的分泌。過去有人提出所謂的「睡眠減肥法」以及「睡美容覺」的觀念，其實都與生長激素的分泌有關，但是它也必須是在正確的時間睡覺，才會有效。因此經常熬夜或是作息日夜顛倒的話，都會使得荷爾蒙的分泌凌亂，讓身體容易發炎肥胖。

正常的作息不但對生長激素的分泌很重要，也因為生長激素會控制其他荷爾蒙的分泌，所以一旦生長激素受到影響，其他的荷爾蒙也會出現問題，例如甲狀腺素、固醇類荷爾蒙等。其他如長期的壓力、毒素的影響，甚至病毒、病菌的感染，都可能會加重免疫系統的負擔，也影響荷爾蒙的平衡。

就以壓力來說，通常甲狀腺素的分泌在40歲以後會逐漸降低，但如果一直承受很大的壓力，甲狀腺的功能會提早衰退。另外壓力也會影響固醇類荷爾蒙的分泌。當承受壓力時，壓力荷爾蒙皮質醇

（Cortisol）會大量的製造，不但會促使中心軀幹開始囤積脂肪，還會抑制性荷爾蒙的分泌，以至於細胞激素IL-6會大量的增加，讓身體更容易發炎，結果皮質醇就會同時讓發炎水腫和脂肪的囤積一起加速，導致肥胖的問題愈來愈嚴重。

瘦體素（Leptin）是一種由脂肪細胞所製造的荷爾蒙，它會經由血液循環送至腦部，調節食慾。早期科學家發現，如果注射瘦體素到肥胖的老鼠體內，會讓老鼠的體重下降。這是因為當瘦體素濃度增加時，會刺激下視丘產生飽足感，而停止食物的攝取。相對的，如果瘦體素的濃度不足，就會增加飢餓感，促進食慾。

研究顯示，生活型態對於瘦體素的分泌有很大的影響，例如持續規律的運動，可以讓瘦體素的分泌正常化。相對的，缺乏運動、經常熬夜，則會讓瘦體素的分泌降低。另外，國外曾經有案例發現，連續兩天只睡4小時，會讓瘦體素的量降低將近20%，而同時體內另一種荷爾蒙——血漿飢餓激素（Ghrelin）的量，卻上升了28%。血漿飢餓激素是一種由胃所分泌的荷爾蒙，一般來說，它會在胃

清空的時候，發出「我餓了」的訊息來刺激食慾。所以熬夜或作息顛倒的人，因為瘦體素減少，同時血漿飢餓激素增加，就會讓人特別想吃東西。以基因演化的角度來說，血漿飢餓激素的功能，本來是為了幫助人類度過飢荒，因為它會在糧食不足，體重直線下降時，發出訊息促使人們積極覓食，以增加體重，作為儲備。但是在今日食物充足的年代，這樣的設計反而令人容易發胖，因為只要胃一清空，或是作息不正常，就會促進食慾，增加食量。可見，正常的生活作息、運動等生活型態，的確對肥胖與否影響甚大。

理論篇

第五章　為什麼現代人容易發炎肥胖

很多人都會問，為什麼現代人有這麼多疾病，而以前的人卻比較少，是不是因為以前的人壽命比較短，還來不及罹患這些疾病。然而，大家都知道，包括癌症、糖尿病、中風等重大疾病，發生的年齡一再下降，可見這些疾病的風險，和年齡的關係並不太大。不只是疾病，現在的年輕人也普遍都有肥胖的問題，當然也包括許多兒童在內。前面我們已經談過，造成各種重大疾病與肥胖的根源，都和免疫系統有關，而免疫系統的功能，又與我們的基因有關。所以要探討為什麼現代人這麼容易發炎肥胖，就要從了解免疫系統和基因開始。

免疫系統的功能取決於基因

幾乎人類所有的生理運作，包括免疫系統的功能，完全都由我們的基因決定。如果把身體想像成

一部電腦，基因密碼就是裡面的程式。身體受到外界刺激，就會做出反應，這就如同對電腦下指令，電腦就會透過程式的運算，產生結果出來。在我們的生活當中，會操控身體這部電腦的指令有很多，包括荷爾蒙、營養、發炎、自由基、毒素、病菌病毒感染、壓力等，這些所謂的「環境因子」都會影響這部電腦的程式運算方式，產生年輕健康、或是疾病衰老的結果。所以我們身體的健康與否，其實取決於好幾個不同的因素，包括這部電腦的程式（也就是基因密碼）本身好不好，給這部電腦什麼樣的指令（各種環境因子），以及最後得出程式運算的結果（免疫功能以及其他生理功能的好壞）。

人類的免疫系統是用來對抗外來的毒素和病菌的侵襲，並且清除體內受損或病變的細胞組織。它就像是一座垃圾焚化爐，每天可以處理多少垃圾、可以處理什麼樣的垃圾以及處理的效能是如何，先天上就已經由基因決定了。如果丟進它所無法處理的東西，或是超出它所能處理的負荷量，就會讓免疫系統發炎。

人類古老的基因特性還無法適應現代生活

　　人類的基因，雖然歷經數十萬年的演化，但因為演化的速度非常的緩慢，所以現代人的基因，和遠古時代的人類並沒有太大的差別。因為免疫系統的功能，是由基因所決定，所以現代人的免疫系統，也和遠古時代的人類沒有兩樣。然而，由於近代文明快速的進步，我們現在所要面對的毒素、壓力以及病菌的感染，可能都已遠超出這個古老的免疫系統所能夠應付的範圍，所以現代人才會這麼容易發炎。

　　另一方面，由於遠古時代的人類，都是靠打獵、捕魚、採集蔬果來維生，絕大多數的食物，都是蛋白質和油脂，雖然可以吃到水果和蔬菜，但畢竟機會不多。在遠古時代還沒有農業，所以沒有太多澱粉和糖類食物，也因此人類的基因對於大量的糖和澱粉食物並不是適應得很好。這也可以解釋為什麼許多文明疾病、肥胖等問題，都和人們吃了太多的糖和澱粉有關。

　　所以，我們的遺傳基因，其實是導致肥胖的最根本的原因。這是因為我們的基因還無法適應現代的生活，甚至還有某些基因，原本是為了讓人類可以在遠古艱困的生活當中得以維繫生存，所演化出來的，到了現代，這些基因卻可能正是讓我們肥胖的原因。這些基因就是所謂的「節儉基因」。以下我們就來看看節儉基因對現代人類的影響。

節儉基因的影響

　　與許多野生動物相比，遠古的人類並不具有很多生存上的優勢。在當時的環境，不一定每天都能找得到食物，所以基因就演化出一種稱為「節儉基因（Thrifty Gene）」的現象。這一群節儉基因的功能，就是為了要讓人類可以度過當時嚴苛的生活條件，繼續繁衍。舉例來說，這群節儉基因會調整我們的食慾和能量代謝，當我們連續14小時沒有進食，身體就會判斷現在正面臨食物的缺乏，可能是因為暫時的食物短缺，或甚至正有大飢荒的發生。為了要度過這個難關，這群基因一方面會讓新陳代謝的速度變慢，以減少能量的消耗，另一方面，還

會把吃進來的食物大多數都轉變為脂肪儲存起來，以備不時之需。

在遠古時代，人類經常有一餐沒一餐，所以只要一有食物進來，節儉基因自然就會發揮作用，將食物的熱量全部儲備起來。然而現代人往往因為工作忙碌，經常三餐不定時，或是刻意減餐斷食，無意當中也會經常誘發節儉基因的運作，讓脂肪一直囤積，最終造成肥胖。日本的相撲選手，就是運用這樣的方式，每天只吃兩頓大餐，其中有兩餐間隔16～18小時，才會讓身體快速變胖。

同樣的，由於甜食、澱粉等食物，可以快速的提供葡萄糖，讓細胞直接運用，產生能量，但在原始的生活當中，糖的來源非常少，因此，我們的身體很可能因為節儉基因的影響，讓我們一有機會就想要多攝取糖分，以備不時之需，所以讓人類特別喜愛吃糖或甜食。然而，現代的生活裡根本就不缺澱粉和糖，但因為這樣的基因設定，會讓人只要一有機會，就拼命吃糖和澱粉。如果不加以節制，放任節儉基因的影響，當然容易肥胖，甚至產生疾病。

由此可見，我們之所以會肥胖，其實也有一部分的原因，是受到身上古老的節儉基因的影響。所以我們必須了解這些節儉基因的設定，避免去啟動它們，才不會讓體重失控。

個別基因的差異決定個人的體質

前面所說的這些古老的節儉基因，幾乎人人都有，所以大家都會受到同樣的影響。但是在我們周遭卻可以發現，面對同樣的生活型態和飲食，為什麼有些人就是能一直保持苗條，而有些人卻容易發胖，這是因為每個人的基因還是有一些細微的差異。

人類彼此之間的基因差異，是本世紀初人類基因體計畫（Human Genome Project）完成後，科學家所研究的重點。經過基因比對之後發現，人類彼此之間的基因差異其實並不大，大約只有小於0.1％的不同。但就是這些的不同，讓每個人的長相、身材、智力、膚色，甚至性格都不一樣，這當然也包括許多有關生理功能、新陳代謝、對環境因子的反應，甚至疾病的風險都有不同。這些基因的

差異，大多是單一個基因密碼的差別，也有些是一整段基因密碼的缺失（Deletion）或是重複（Duplication），這些基因的變異，就形成了所謂的體質因素。

目前有許多專家相當專注於研究某些基因變異對特定疾病的影響，當然也包括探討是否有所謂的肥胖基因或瘦身基因的存在。到目前為止，已經發現至少有超過250個以上的基因和肥胖有關，其中大多是參與神經運作、胰島素反應、血糖代謝以及脂肪分解的基因，當然也有不少是和發炎有關。

現在已經可以藉著檢測這些基因變異，來了解自己是不是有某些容易造成肥胖的基因型。雖然目前已知有250多個基因變異與肥胖有關，但並不是每一個都具有檢測上的意義。這是因為基因變異的影響，會隨著人種不同而有差異。不同人種的研究結果，可以作為參考的依據，但卻並不一定符合所有人種的真實狀況。例如同樣的基因變異，也許對白種人有意義，但是對黃種人並無影響，因此若是要檢查自己有沒有肥胖的基因，一定要根據國人的

遺傳特性來檢測。另一方面，有些基因變異出現的頻率很低，也許數萬個人當中才會出現一個，這樣的基因，就比較不具有檢測的意義。此外，有些基因的變異是屬於「宣判型」的，其表現率非常高，只要有這樣的基因變異，幾乎就一定會發病，而且完全無法做任何的預防措施，例如肌肉萎縮症、杭亭頓氏舞蹈症、早老症或家族性乳癌等疾病的基因。像這樣的基因檢測，只是讓人一直處於驚恐當中，在預防醫療上並沒有太大的意義。總括來說，具有檢測意義的基因，應該要以出現頻率較高，而且是可以透過生活上的改變，或是醫療上的處置而調整其功能的，才是較好的選擇。

透過基因檢查了解自己有沒有肥胖的體質

前面我們談過，免疫系統的發炎反應，會產生紅、腫、熱、痛的症狀，這些症狀會依每個人的基因，而發作在其最虛弱的器官上。肥胖水腫，也是發炎的症狀之一，有些人的基因，就是會讓在發炎

的時候，特別容易表現出水腫肥胖的症狀。現在透過基因檢查，就可以知道自己有沒有容易肥胖的體質，例如會不會容易因為發炎而出現水腫；了解自己對哪些毒素特別無法適應，因而容易發炎；也可以知道自己是不是容易發生胰島素阻抗；以及應該補充哪些營養，來避免胰島素阻抗；還可以知道一旦肥胖，應該要採取什麼樣的策略以及治療的方式，才能讓減重達到事半功倍的效果。

在過去一年多以來，我已經為很多人做過基因檢查，包括解毒的能力、糖尿病風險、免疫功能、心血管風險、骨質疏鬆風險、癌症風險、焦慮躁鬱等，發現的確有很多人具有容易發炎水腫和胰島素阻抗的基因型。事實證明，這些基因的確可以告訴我們許多線索，而當了解了自己的基因特性後，可以更清楚知道自己該如何保持體重，維持健康。

不要挑戰自己基因的弱點

如果有容易肥胖的基因，就真的會胖嗎？真的就無法減重嗎？其實並不然。通常我們講到基因，

所涵蓋的意義應該是包含兩部分：「基因型」（Genotype）與「表現型」（Phenotype）。所謂的基因型，是由遺傳密碼所決定，是與生俱來，無法改變的。但是基因型會受到各種環境因子的影響，而有不同的表現型。例如有糖尿病的基因型，平常只要多注意糖分的攝取、多多運動、少吃飽和脂肪和反式油，而且維持良好的生活習慣，就不會有糖尿病的表現型出現。但如果不去注意這些生活型態，就會比一般人更容易罹患糖尿病。基因檢查所檢測的，就是我們的基因型，目的是了解自己基因的弱點。如果發現自己帶有肥胖基因，只要能夠將特定的環境因子控制好，不去挑戰自己基因的弱點，還是可以避免發胖。相對的，即使沒有肥胖基因，若是飲食不當、有某些病原菌的感染、或接觸太多毒素或是壓力過大，這些不良的生活型態，都會讓原本很好的基因型，無法負荷，而表現出肥胖的結果。

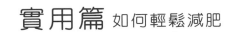

實用篇 如何輕鬆減肥

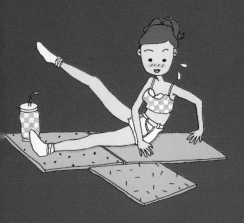

實用篇　如何輕鬆減肥

第一章　檢查自己的肥胖原因

現在幾乎每個人都想要減肥，但也都很怕減肥，因為減肥的過程很痛苦，特別是一些極端的方式，常常會讓人累得要命或是餓得頭昏眼花，但是效果卻不彰。有些人會依賴藥物來減肥，想要快速見效或是減少減肥的辛苦，結果卻減出一堆後遺症。還有很多人，為了減肥什麼都不敢吃，導致血糖下降，心情沮喪，而且面對滿桌的美食，要去克制不吃，結果變得非常不快樂，這些都會讓壓力大得不得了，往往最後變成憂鬱症，要靠藥物度日，而且還是瘦不下來。相信大家都想知道，到底有什麼方法，可以減得沒有痛苦、又能事半功倍？其實，從前面所討論的已經知道，影響免疫系統和肥胖的因素有很多，所以一定要徹底的找出原因，並且針對原因治療，才能真正讓人健康享瘦。

在前面的章節中，我們已經談到許多肥胖的理論與成因，接下來我們就來談談臨床上的實際應

肥胖基因檢測
食物過敏檢測

⬇

體重、體脂肪、BMI

肥胖

體重正常

血糖、胰島素、發
炎指標、細胞激素

依基因、食物過敏檢測

個人化的醫療處置：
- 治療胰島素阻抗
- 治療發炎
- 排毒、解毒治療
- 治療橘皮組織

個人化的減肥策略：
- 避免過敏原
- 避免個人的毒素
- 該如何運動
- 該如何補充營養
- 該如何攝取脂肪
- 該如何使用藥物

用。前頁的圖示，就是我在進行減肥診療的流程。首先，我一定會先透過基因和食物過敏檢測，了解每個人肥胖的風險，以及造成肥胖的可能原因。然後測量體重、體脂肪以及BMI值，並檢查是否有橘皮組織，判斷是否已經有肥胖的問題。對於目前還沒有肥胖的人，就依照他們的基因特性，以及食物過敏檢測的結果，教導他們該如何趨吉避凶，減少日後肥胖的風險。

對於已經有肥胖問題的人，則會進一步透過血液生化的檢測，包括發炎指標、細胞激素、胰島素以及血糖等，了解是否已經有某些肥胖基因開始表現以及如何表現；另外還會針對其生活型態，包括壓力、毒素、服用的藥物、日常作息、睡眠品質以及飲食的習慣與內容，作一個通澈的了解，再依照其狀況以及基因檢測的結果，設計包括發炎的治療、藥物、飲食的調整、生活型態的改變、解毒、運動、壓力紓解等療程，同時改善發炎與肥胖的問題，讓人恢復健康正常的體態。在以下的章節裡，我會針對這些問題一一討論。

了解個別的肥胖基因特質

在我目前的抗衰老診療當中，都會進行各種基因的檢查，讓大家了解自己的基因特性，也就是基因型，並且根據其基因型來教導他們應該如何避免挑戰自己基因的弱點，以改善基因的表現型。針對肥胖的問題，我會特別重視下列的基因：

- 容易發生胰島素阻抗的基因，如CAPN10等。
- 容易發生發炎水腫的基因，如IL-1 beta、IL-1RN。
- 同時與脂肪囤積以及發炎有關的基因，如TNF。
- 與解毒功能有關的基因：如CYP1B1、Cyp2D6、Cyp2E等。
- 與脂肪攝取有關的基因，如PPARG2。
- 與食慾控制有關的基因，如GNB3、LEPR等。
- 與運動有關的基因，如ADRB2、ADRB3等。

這些基因檢測都是針對國人的基因特性所設計，其出現的頻率也都有一定的數量，而且這些基因的表現，都是可以經由醫療或生活上的處置來調整，因此具有很好的臨床意義。尤其是現在進行基

因檢測十分的方便，只要用一支小刷子刮取少許的口腔黏膜，就能完整的分析這些基因密碼。從這些基因檢測的結果，我們可以了解，某些人可能有較高的胰島素阻抗風險，必須要節制糖的攝取，並且調整脂肪酸攝取的比例，特別是要降低飽和脂肪和反式油的量，還要補充足夠的必需脂肪酸；某些人可能特別容易水腫，只要身體一發炎，就會表現出水腫肥胖的症狀，這樣的人就必須嚴格避免各種會引起發炎的因素。至於有哪些毒素是身體所無法承受，會讓自己的免疫系統發炎的，也可以透過基因檢測知道。還有某些人，其肥胖的問題，一定要有積極的運動，才能順利減重，不能心存僥倖，如果只是用藥物或是節食，就很難達到瘦身的效果。另外，也有某些人的基因特性，其食慾會較一般人旺盛許多，要他節食會比較困難，這時就必須要嚴格限制飲食的總熱量。

了解自己免疫系統的敵人

當了解基因的弱點後，就不要再去挑戰基因的弱點，如此才能夠減輕免疫系統的負擔。此外，也

要知道自己的基因和免疫系統有哪些敵人，才能盡量避免接觸，減少發炎的產生。前面我們談到，會讓身體發炎的原因有三：毒素、壓力和感染。其中最主要的，就是毒素。在現代生活當中，毒素似乎無所不在，雖然我們身體有解毒的機制，但是受到基因的影響，可能有某些的毒素，是我們免疫系統所無法處理的。如果不謹慎的去避免這些毒素，很可能就會造成嚴重的發炎。

舉例來說，有些人的基因，特別無法處理燒烤類食物中的毒素；有些人則是無法處理香腸、熱狗當中的亞硝胺毒素；也有些人是特別容易受到咖啡因的影響而變得焦慮煩躁，產生壓力；這些基因的特性，都會讓特定的毒素變成免疫系統的敵人，而加重負荷。

此外，前面我們所提到過的過敏原食物，也是免疫系統的大敵，如果不知道自己的過敏原，還一直吃進這些食物，就會讓免疫系統疲於奔命，使身體一直在發炎水腫。所以，每個人都需要做食物過敏檢測，了解哪些食物是自己免疫系統的敵人，才能減輕免疫系統的負擔。

另一方面，包括高溫烹調毒素、加工食品裡的防腐劑和人工添加物、環境汙染毒素、病菌感染、壓力等，也都會造成發炎，除了要小心避免進入體內，更要加強這些毒素的排除。

了解目前身體發炎的狀態

除了了解個人的基因特性以及免疫系統的敵人之外，也要實際的評估現在身體是否正在發炎，包括檢查是否有水腫以及其他的發炎症狀，此外也可以透過許多血液生化的指標來觀察，看看現在身體是不是正在發炎。有些人並沒有表現出肥胖水腫或其他的發炎症狀，但是其血液發炎指標卻顯示出嚴重的發炎，這就代表，現在沒有肥胖的人，不見得就是健康的，所以對發炎狀態的評估，應該是要多方面的參考各項指標。

實用篇　如何輕鬆減肥

第二章
避免挑戰基因和免疫系統的弱點

調整飲食習慣，避免古老基因的影響

　　前面我們討論過古老基因帶給人們的影響，而因為現代人的生活和古代已有很大的差異，我們不再經常面臨食物短缺，飢寒交迫的情境，所以身體也不再需要為飢荒而儲備脂肪。因此我們必須針對古老基因的設定，建立適當的飲食習慣，以擺脫古老基因的控制，避免肥胖。只要遵循以下這些簡單的原則，就可以輕易擺脫很多惱人的肥胖問題。

＊三餐不定，容易變成相撲選手

　　前面我們曾經提過「節儉基因」的觀念。通常節儉基因會在連續14小時不吃東西之後，就會開始啓動，將下一次吃進來的食物，盡快轉變為脂肪，儲存起來。對於古人來說，這是為了要適應糧食缺乏，有一餐沒一餐的困境，所演化出來的自我保護

機制。但在現代豐衣足食的生活裡，如果讓這種基因產生作用，就會讓人一直發胖起來。日本的相撲選手就是運用這樣的原理，每天只吃午餐和晚餐，但晚餐與隔天的午餐相隔18小時。當午餐吃進大量的食物，脂肪就會迅速的堆積。大家當然不希望自己的身材變得像相撲選手一樣，所以最好是按時吃三餐，不要隨便減餐斷食，避免間隔超過14小時以上不吃東西，就不會啓動節儉基因，造成肥胖。

＊每餐至少要吃20分鐘

吃東西的速度，也是決定會不會胖的因素。我們身體基因的設定，會在開始吃東西20分鐘後，從胃的底部產生一種稱為CCK（Cholecystokinin，膽囊收縮素）的荷爾蒙，這種荷爾蒙會讓身體產生飽足感，也就是說，在我們開始吃東西20分鐘之後，才會有飽足的感覺。特別是蛋白質的食物，更會促使CCK的分泌。相信大家都吃過西餐，很多人都是在吃了前菜、沙拉及湯之後，主菜都還沒上，就已經覺得飽了。因為這個時候已經超過20分鐘，CCK已經產生作用了。但是很多人吃東西速度太快，往往不到10分鐘就全部吃光，由於飽足感還沒

有出來，就容易吃進過多的食物，引起肥胖。

　　我在國外經常看到，很多人到速食店裡，點了一個好大的漢堡，一堆小山似的炸薯條，再加上一大杯可樂，看了不禁讓人懷疑，他真的吃得下這麼多東西嗎？結果不出幾分鐘，這些食物就統統進了肚子裡。這其實是因為他吃得太快，CCK荷爾蒙還沒有分泌出來，所以還沒有明顯的飽足感，才吃得下去。同樣的，很多人去「吃到飽」的餐廳，總是一口氣就拿了許多食物，拚命地吃，20分鐘以內就已經吃了一大堆食物，直到肚子漲痛，才後悔自己吃太多，這也是因為吃得太快，CCK來不及產生所引起的。

＊細嚼慢嚥

　　充分咀嚼除了可以把食物磨碎以外，唾液本身也含有大量的澱粉分解酵素，可以將複雜的碳水化合物進行初步的分解；至於蛋白質類的食物，也可以透過咀嚼而切斷較粗硬的纖維，這些都可以讓食物更容易消化，減輕腸胃及胰臟的負擔。如果咀嚼不足，容易造成食物的消化不完全，堆積在腸道

實用篇　第二章　避免挑戰基因和免疫系統的弱點

95

裡，會引起異常的壞菌孳生，製造大量的毒素，造成發炎，也就容易引起水腫肥胖。

通常我都會建議，儘量讓每一口食物，都能咀嚼超過30下，才能讓食物有比較好的消化。另外，由於澱粉需要唾液中的酵素來進行初步的消化，因此最好不要把澱粉和蛋白質食物一起咀嚼，以免妨害澱粉的分解。在用餐過程當中，也可以吃一些生薑片或是青木瓜絲，補充豐富的消化酵素，幫助食物的分解，或者也可以選擇補充消化酵素的製劑。

＊吃東西的次序

利用前面所談到的CCK荷爾蒙的特性，我們可以藉著調整吃東西的順序，讓瘦身變得更有效率。例如用餐時先吃蛋白質和蔬菜，細嚼慢嚥，讓身體開始產生飽足感。等蛋白質食物吃完，開始有一點飽了，再來吃澱粉類的食物。如果已經感到七、八分飽，就不要再繼續吃。最後，如果還吃得下，才吃一點甜點。採取這樣的進食方式，自然就能夠降低澱粉或甜食的大量攝取，避免血糖上升太快，引發高胰島素，形成肥胖。

不要挑戰基因的弱點

＊不要讓免疫系統超出負荷

健康的身體一定是乾淨的，身體越乾淨，一定會越健康。但目前我們生活的環境周遭，毒素無所不在，甚至我們體內的新陳代謝也一直在製造代謝毒素。這些毒素都要經由肝臟和免疫系統來處理。而且，免疫系統所要處理的不只是毒素，還有壓力和感染的問題。然而，免疫系統的負荷受到基因的控制，有一定的極限，如果超出它的負荷，就會開始發炎。所以，如果有發炎的症狀出現，就代表免疫系統已經超載，必須要小心。所以每個人都要注意減輕自己免疫系統的負擔，也要懂得因應身體狀況而作適當的調整，若是最近工作壓力比較大，就要更加小心的避免接觸毒素，吃東西更要小心，不能隨便亂吃不健康的食物；若是正在感冒，就要多休息，並且注意飲食，不要讓免疫系統疲於奔命。

＊選擇不過敏的食物

每一個人都應該要了解，什麼食物會讓自己過敏，並盡量避免攝取，特別是基因型屬於容易發炎

的人，更要小心。目前已經可以透過血液檢測，直接了解近百種平日最常吃的食物，哪些會讓自己過敏。在我的臨床經驗裡，發現國人最常見的過敏食物，包括乳製品、雞蛋、麵食類、玉米及芝麻。所以我常常會建議大家，一定要作食物過敏的檢查，以作為食物選擇的依據。對於沒有作過食物過敏檢測的人，也會建議他們盡量避免上述這五大國人常見的過敏食物，以避免發炎及水腫。

要避免食物過敏，就不應該經常吃同樣的食物。大家常說，吃東西要多樣化，但所謂的多樣化，並不是每一餐或每天多樣化，而應該是在一天之內食物盡量簡單，每天吃不同的食物，同樣的食物至少要間隔四天，才能再次攝取。這是因為每一種食物吃進身體後，對免疫系統的影響至少會持續四天，所以要盡量避免常常吃同樣的食物，以免增加免疫系統的負擔，造成過敏。

＊選擇低溫烹調食物

高溫烹調會產生很多毒素，如丙烯醯胺、自由基、反式油、梅納汀、AGEs等，這些毒素都會讓

身體發炎水腫，久而久之也容易造成癌症。所以每一個人除了選擇不過敏的食物之外，也要注意烹調的方式，才不會將沒有毒的食物煮成有毒。建議不要攝取油炸的食物，也要盡量減少熱炒、油煎、烘焙和燒烤的食物。最好是都能採取低溫烹調，加熱不要超過120℃，盡量以生食、水煮、清蒸、燉、燜、滷為主。

　　油脂的部分，也要選擇低溫壓榨製造的油，並且避免將油脂加熱，防止毒素產生。最好是將食物先燙熟，再把油拌進去，或是用隔水加熱的方式，來降低烹調的溫度。很多人都會質疑，低溫烹調的食物，一定不會好吃。但其時只要懂得應用新鮮天然的香料，並且做適當的調味，還是可以做出健康又美味的低溫烹調食物。過去兩年來，安法已經為客戶提供這樣的餐點，而且獲得很好的回響。我會將現在安法餐點的食譜，放在書末的附錄當中，大家可以自己試著做做看。

＊避免人工化學添加物

　　食物最好是選擇有機種植，而且以新鮮的材料

為主，盡量避免吃加工食品，以減少吃到毒素。而且在食物烹調之前，一定要做好前處理，徹底的清洗，最好是利用臭氧（Ozone）來去除食物表面附著的的農藥、病菌等。

另外，如果基因檢測，已經指出應該避免哪些特定的毒素，就代表這些毒素會讓自己產生嚴重的發炎，就更要非常小心的避免。

＊採取低胰島素飲食

血糖和胰島素上升的速度，會受到食物中的三種營養比例的影響，包括碳水化合物（糖、澱粉、蔬菜、水果等）、脂肪（植物油、動物脂肪等）以及蛋白質（魚、肉、豆類、蛋等）。低胰島素飲食的方法，就是透過調整這幾種營養的熱量比例，不讓血糖上升太快，以避免出現胰島素過高的情形。

由於脂肪大多和碳水化合物或蛋白質食物一起攝食，不容易計量，因此我通常都會建議先不看脂肪的量，只看碳水化合物和蛋白質。因為每公克碳水化合物與蛋白質所產生的熱量同樣都是4大卡，

因此可以直接用這兩類食物的份量比例來代替熱量比例。由於碳水化合物裡的澱粉和甜食，其GI值比較高，會使血糖快速上升，導致胰島素偏高，不宜攝取過多，因此所謂的低胰島素飲食，就是要降低澱粉和糖的攝取，最好是依照澱粉和糖：蔬菜水果：蛋白質為1：3：3的份量比例，並且盡量選擇低GI值的食物。至於某些特殊基因型的人，必須減少攝取的總熱量，或是嚴格限制澱粉和甜食的人，就需要專業營養師的協助，調配適合的餐飲。

至於要吃多少量，其實每個人都不太一樣，而營養學上所謂的「一份蛋白質」、「兩份水果」等等，又太過複雜，難以記憶。因此我通常都會建議大家，撇開油脂不去計算，直接只看蛋白質、蔬菜水果以及澱粉的份量，以自己的手掌體積為單位，將之設定為3，每一餐可以吃與自己手掌一樣體積的蛋白質，以及一個手掌大的蔬菜水果，再加上1/3手掌大的澱粉，例如飯、麵等，這樣就剛好符合澱粉：蔬菜水果：蛋白質為1：3：3的低胰島素飲食原則，至於油脂的部分，就只要注意避免吃肥肉、人造奶油以及油炸食物等不好的油脂即可。

　　透過低胰島素飲食，可以讓胰島素不至於分泌過多，減少身體發炎和體脂肪的囤積。然而，有些人矯枉過正，完全不吃碳水化合物，只吃肉類，這種完全蛋白質的飲食方式，固然會造成體脂肪的快速分解，但是卻不能長期進行，否則很容易造成酮酸中毒症，嚴重者甚至會休克死亡，不可不慎！

　　很多曾經採用低胰島素飲食減肥的人，會覺得低胰島素飲食法好像對自己沒有效果。其實這可能是因為所吃的食物，含有許多的毒素，讓身體發炎所致，特別是不當的烹調方式，最容易發生問題。就像前面所提到的，高溫的烹調會產生很多毒素，導致身體發炎，因此就算是吃低胰島素飲食，身體還是持續處於發炎狀態；而且，高溫烹調還會產生反式油，造成細胞對胰島素的反應變差，當然會瘦不下來。此外，如果食物的選擇錯誤，吃到自己過敏的食物，也會讓身體發炎，導致水腫，一樣瘦不下來。

　　由於現代人多半活動不足，長時間坐在辦公室，熱量的消耗不多，所以平時最好是依照低胰島

素飲食的原則用餐。但如果是在運動前，就可以多攝取一點澱粉，因為在運動當中，會消耗較多的熱量，並不會增加胰島素的分泌。不過，大家的習慣常常在運動前都不吃東西，運動到半途，或是做完運動後，會餓得受不了，馬上吃下一大盤的炒麵或炒飯，而且還自我安慰說，剛剛已經運動過，有消耗能量，所以現在可以多吃，這樣的作法剛好適得其反。正確的作法，應該是在運動前多吃一點碳水化合物，以供應活動所需，等到運動過後，就不應再吃太多的碳水化合物，否則身體又會把吃進來的碳水化合物轉化成脂肪，囤積起來。所以很多人常覺得，要靠運動來減肥並不容易，其實只是飲食的方法錯誤而已。

＊選擇低GI值的食物

通常我們肚子感到飢餓時，就代表血糖偏低，於是就會讓人想要找東西吃。這時如果吃了白土司、白米飯、甜食、西點這一類高GI值的食物，就會讓血糖快速升高，馬上覺得舒服愉快、很有飽足感。然而在血糖快速升高的同時，就會強力刺激胰島素的大量分泌。這些胰島素會很快地把血糖降下

來，但往往會讓血糖會降得比吃東西前還低，這時
就會有頭昏眼花、全身無力、極度飢餓，甚至餓到
手腳發抖等低血糖的症狀出現。要改變這種情形，
就要盡量避免攝取高GI值的食物，特別是在空腹
時。如果要吃點心，就要選擇含有較多纖維和蛋白
質、GI值比較低的食物，例如生菜沙拉、茶葉蛋、
滷味、比較不甜的水果等。

平時如果能不吃甜食，就應該盡量避免，特別
是白砂糖、白麵粉、白米等「三白」食物製品，更
要小心，尤其是基因型屬於容易有胰島素阻抗的
人，更要嚴格限制攝取。萬一真的想吃甜食，盡量
選擇中式甜湯，如紅豆湯、湯圓、杏仁豆腐等水煮
的食物，並少加點糖，或是選擇GI值較低的水果。
若是飲料要加糖，也盡量選擇紅糖、楓糖或是蜂
蜜，避免使用白砂糖。如果吃了太多甜點，就應該
做些有氧運動，幫助消耗血糖，以免胰島素過度升
高。至於人工代糖，不管是阿斯巴甜、山梨醇或是
糖精，對身體都會造成負擔。目前已經有許多研究
指出，長期使用人工代糖的確會對腦部、神經系統
以及肝臟造成傷害，甚至有致癌的可能。雖然因為

古老基因的影響，喜好甜食是人的本能，但想要長保健康，遠離肥胖，還是要從拒絕甜食開始。

＊節制酒精的攝取

酒精對身體而言是一種毒素，會增加肝臟的負荷。平常只要一喝酒，身體就會盡快地把酒精燃燒掉，直接產生熱量。然而，過量的酒精攝取，就很容易讓本來應該產生能量的營養，例如糖和脂肪，沒有機會被分解，於是就轉變成脂肪，囤積起來。因此，過度的飲酒，很容易發胖。

如果要喝酒，最好每天酒精的攝取量不要超過40公克。以4％的啤酒而言，就是一天不要超過1000 c.c.；14％的紅酒，就大約是300 c.c.，如果以40％的威士忌來說，就不要超過100 c.c.。一旦超過這個量，就應該要讓身體休息3～4天，不要再喝酒，否則會讓肝臟和胰臟發炎腫大。而且高濃度的酒精一接觸到腸胃，就會破壞黏膜，除了容易造成潰瘍，也會有腸道滲漏的問題，使得腸內的毒素大量進入血液，引起全身發炎。此外，喝酒也容易讓三酸甘油酯數值升高，增加心血管疾病及胰臟壞死的風險。

　　通常我都會建議，喝酒盡量要選擇品質較佳的
紅酒，如果是喝蒸餾酒（如威士忌、白蘭地、伏特
加、高粱等），則因為它的酒精濃度較高，對腸胃
道的衝擊較大，喝的時候一定要放慢速度。另外，
喝酒不要太猛，最好是一邊吃東西，一邊慢慢的品
酒，一方面可以保護腸胃道，另一方面也不會讓酒
精吸收得太快。當然，喝酒的量也一定要節制，不
要過量。

實用篇 如何輕鬆減肥

第三章
改善免疫系統的功能，減少發炎

　　免疫系統如果負荷過度，就容易發炎，並造成重大疾病。所以我們一定要盡量減少免疫系統的負擔，另一方面也要從調整生活、治療發炎、補充營養等方面，來加強免疫系統的功能，以減緩發炎。在這個章節裡面，我們會針對這個方向，作詳細的說明。

增強身體的解毒功能

　　由於在我們的生活當中，很難完全避免接觸到毒素，所以除了要盡量減少接觸到毒素以外，還要加強身體的解毒能力。

　　人體的解毒作用主要是在肝臟中進行，肝臟的解毒機制分為第一階段（Phase I）及第二階段（Phase II）。第一階段解毒是透過一群稱為細胞色素P450（Cytochrome P450）的酵素來進行，需

要很多維他命B群和礦物質鎂的參與。如果第一階段解毒無法將毒素處理完全，就會進入第二階段解毒。第二階段解毒會有很多不同的酵素，同時也需要葉酸、硫化物、甘胺酸等營養素的參與。在第一階段與第二階段之間，還沒解毒完全的毒素，會處於一種極不穩定的中間狀態，具有很強的過氧化能力，也就是自由基，其毒性可能比還沒解毒之前更強，這時就需要有大量的抗氧化劑來保護肝臟，避免受到這些自由基的傷害。

在肝臟解毒之後，已經減低毒性的毒素，會經由血液循環而從尿液、汗水或呼吸中排出，也有些會經由膽汁的分泌而進入腸胃道，跟著糞便一起排泄掉。因此，要減輕免疫系統的毒素負荷，就要從加強肝臟的解毒機制，以及促進毒素的排除兩方面來著手。

目前一般常用的排毒方法，大致從飲食（生機飲食）、營養補充（抗氧化劑、補充腸道益菌、排毒劑），或透過水療和運動改善循環（水療、淋浴、三溫暖、瑜珈）等著手，但這些都只是較片面

的方法。一個真正完整的「排毒」，應該要包括解毒與排毒兩個部分，而且最好是在專業醫師的指導之下進行。過去曾有些案例，因為方法太過激烈，結果危害到健康，例如大腸水療，如果過度沖洗，可能會損傷腸壁結構；還有某些體質的人不適合過度攝取蔬菜水果，否則容易導致免疫功能低下；極端的斷食或生機飲食更會造成營養不足，影響新陳代謝，甚至導致酮體在體內的過度堆積，造成危害。所以如何正確的「排毒」，就變得相當重要。

首先，應該要補充肝臟解毒所需的營養素，包括維他命B群、鎂、抗氧化劑、硫化物、胺基酸等；特別是經常會接觸到毒素的人，例如從事化工業、油漆業或經常吃速食和加工食品的人，更需要多補充。此外，透過基因的檢測，也可以了解肝臟解毒酵素的功能好壞，並針對其需求補充特定的營養素，同時也要嚴格避免接觸毒素。

加強毒素的排除

在解毒之後，就要多促進身體的排毒功能。身

體的排毒有三個主要管道：腸道、皮膚（排汗）和泌尿系統；另外，呼吸也會排出部分的毒素。在腸道當中，本來就有許多的毒素，而肝臟也會將解毒後的毒素，透過膽汁而排放到腸道裡，這些毒素都應該要經由糞便而排出體外。然而，如果有排便的問題，就會讓毒素無法順利排出，可能還會被再度吸收回到體內。而且在經過腸道的過程，這些毒素可能會被腸道裡的病菌進行發酵，變得更毒。所以有排便問題的人，臉上常常會長膿皰、皮膚容易乾燥，也可能會有疲倦或是腹部脹氣、口臭等，這些都可能是因為宿便堆積，毒素過多所造成的。

對現代人而言，會形成宿便，最主要都是因為飲食偏向西式，吃了太多高脂肪、高糖分以及麵粉類食物，而且纖維不足。這些食物的分子結構本來就很黏稠，如果再經過高溫，就會變成更黏的AGEs，當然容易形成宿便。

有排便問題的人，應該要多攝取纖維，並多喝水來改善。纖維量高的食物，通常GI值都較低，而且纖維也會增加糞便的體積，刺激腸壁蠕動，加速

排便。纖維也是腸道有益菌的營養來源，可以讓有益菌生長，減少壞菌孳生，這些都能減輕身體的毒素負擔。而攝取足夠的水份，可以讓糞便軟化，容易排出。另外，充足的水份還能幫助排尿，增加毒素的排出量。

除了排便和排尿以外，排汗可能是一般人較容易忽略的排毒方式。其實，皮膚可以說是人體最大的排毒器官，透過排汗，可以將淋巴中的毒素，直接由汗水排出，而且其效能可能比排尿更好。例如從汗水中排出的尿酸，其濃度會是尿液中的好幾倍。所以很多人在運動之後，流了滿身臭汗，就會感到身體比較輕鬆，這其實就是因為許多毒素被排出，所以免疫系統的負擔就減輕了。這些被排出的毒素原本是存在全身的淋巴液裡，而我們的細胞每天就泡在淋巴液中，如果淋巴裡充滿毒素，豈不代表我們的細胞每天就像泡在臭水溝當中。難怪流了一身汗之後，身體就會覺得輕鬆許多。如果能夠促進身體排汗，就能更有效率地將毒素排出體外，例如泡澡、泡湯、三溫暖蒸汽浴，其實都是在強迫身體排汗；尤其是三溫暖，排毒的效果特別好，在國外甚至有許多戒毒機構，會用長時間的三溫暖來幫忙戒毒。

吃好油對抗發炎

　　大家都會認為，要減肥就要避免吃油，其實這樣的說法不一定正確。的確，吃到不好的油，例如油炸、烘焙過的油，因為其中含有許多毒素，會讓身體容易發炎水腫。然而，如果是吃到好的油，不但不會造成肥胖，還可以對抗發炎，減輕體重。

　　一般我們所吃的油脂，可區分為飽和脂肪和不飽和脂肪。飽和脂肪就是動物性油，或是人造奶油（乳瑪琳），在常溫下會凝固；不飽和脂肪包括植物性油和深海魚油，在常溫時會保持液態。

　　油脂在身體裡面扮演很多重要的角色，我們的大腦及神經系統就有60％是由脂肪所構成；脂肪對腦部功能、記憶力、情緒、反應能力等，都有很大的影響；人體所有細胞的細胞膜，也都是由脂肪所構成的；此外，免疫系統的運作，也需要脂肪的參與。這些參與生理運作的脂肪，絕大多數都是不飽和脂肪。如果吃進來的油，都是飽和脂肪，那麼大腦和神經就會被又厚又硬的油包裹住，每一個細胞也都會變得很僵硬，這樣神經傳導當然就會發生問

題，很多的生理功能也都會變得不正常，例如前面
我們提到過的PPARG2基因，就是因此而受到影
響，導致胰島素阻抗和脂肪的囤積。另外，油炸過
後的油和烘焙糕點所用的酥油，都是屬於反式油
（見前述），也會造成同樣的問題。

　　在不飽和脂肪當中，依照結構的不同，可區分
為多元不飽和脂肪酸（Polyunsaturated Fatty
Acid，PUFA）以及單元不飽和脂肪酸
（Monounsaturated Fatty Acid，MUFA）兩
類。多元不飽和脂肪酸包括omega-3和omega-6
兩種。omega-6脂肪酸主要來自於植物性的油，例
如葵花油、玉米油、大豆油等等，這些都是日常使
用的烹調用油。而omega-3主要來自於亞麻籽油和
深海魚油，例如EPA和DHA等等。omega-3和
omega-6兩類脂肪酸在身體裡面會轉變為神經傳導
物質和免疫的調控因子，對於心智功能、記憶力、
情緒控制以及免疫反應的控制，都扮演很重要的角
色。這兩種脂肪酸都屬於必需脂肪酸，必須由食物
中攝取，並且最好是能維持1：1的比例，才能夠讓
這些生理反應維持正常。

　　然而現代的飲食，常常會吃進過多的omega-6，而缺少omega-3，這種脂肪酸攝取不平衡的現象，如果再加上壓力、酒精、高胰島素以及年齡的因素，就容易讓omega-6轉變成引起發炎的訊息傳導物質。如此一來，將會讓身體發炎。因此我常會建議大家要多補充omega-3，一方面可以恢復脂肪酸的均衡，另一方面omega-3也具有抗發炎的功能，可以讓免疫功能恢復正常。尤其是對於某些基因有變異的人，更應該多攝取omega-3，才能避免胰島素阻抗。

　　另外，單元不飽和脂肪，也在近年逐漸受到重視，特別是omega-9單元不飽和脂肪酸，已經有許多研究證實具有抗發炎的作用，而且還有降低膽固醇以及低密度脂蛋白（壞的膽固醇）的效果。在地中海地區飲食廣泛使用的橄欖油，就含有豐富的omega-9（大約70％），這也是一般認為地中海國家比較少有心臟血管疾病的主因。

　　所以如果要減肥，除了要避免過敏食物、採取低胰島素飲食、避免高溫烹調、增加解毒功能等，還要盡量避免攝取飽和脂肪，同時也要多吃含有

omega-3的深海魚油，以及含omega-9的橄欖油，才能事半功倍，輕輕鬆鬆達到減肥的效果，因為這些好的油脂會對抗發炎，減輕水腫。

紓解壓力

壓力會對免疫系統形成莫大的負擔，容易造成發炎肥胖，所以如果想要減肥，一定要好好的紓解壓力。我常會建議，不要把行程排得太滿，要有定期的休假，最好是到國外，遠離原來的生活環境，因為換一個不同的情境，就能轉換心情，遠離壓力。另外，平時也應該培養一些創造性的休閒嗜好，如插花、繪畫、寫作、陶藝、演奏樂器等，這會讓自己樂在其中，暫時忘記壓力。

每個人也都應該要學習以正面的思考來面對事情，才能讓自己的心情時時保持愉快。有時候也要讓自己能跳脫別人所期待的角色，真正扮演自己，才不會一直壓抑自己的本性，而導致情緒憂鬱。當然，對大多數肥胖的人來說，「減重」本身可能就是一個很大的壓力。很多人往往會為自己訂定目

標，立志要在一定的時間之內，減下多少公斤，結果往往讓自己每天緊張兮兮，「斤斤」計較，吃不好更睡不好，反而更不容易瘦下來。要知道「心寬」不一定就會「體胖」，只要減肥得法，不要給自己太大的壓力，放鬆心情反而更容易減肥成功。

培養運動習慣

大家都知道，運動可以增加血液循環，產生熱量，促進腎上腺荷爾蒙的分泌，改善免疫功能，減緩發炎。此外，運動也會消耗大量的血糖，減少胰島素的分泌，避免造成高胰島素及胰島素阻抗；同時運動還能促進身體排汗，有助於毒素的排除。另外，運動也有助於壓力的紓解，減輕免疫系統的負擔。所以每一個人都應該要常常運動，才能維持理想體重，並長保健康。

對減肥最有幫助的運動就是有氧運動，包括快走、慢跑、騎腳踏車、游泳、有氧舞蹈等，但要達到運動的效果，至少每次要連續20分鐘以上，而且最好每週能夠有3次以上的運動，才會有較佳的效

果。特別是對於某些基因型，如ＡＤＲＢ２、ＡＤＲＢ３
有基因變異的人，一定不能久坐不動，必須要有積
極的運動，才能夠順利的瘦下來。我通常都會考量
年齡因素，以避免對肌肉骨骼關節造成太大的負
擔，所以都會建議以快走或游泳為最佳的有氧運
動。如果要達到瘦身減肥的目的，運動時必須要達
到最大心跳（２２０－年齡）的７０％，才會有明顯的
效果。

　　每個人都應該有持續運動的習慣，而且必須時
時檢視及調整。如果因天氣不好或工作繁忙，導致
運動時間不足，就應該自動節制飲食，否則就容易
發胖。

調整荷爾蒙

　　我們都已經知道，很多荷爾蒙和肥胖有關，所
以一定要排除各種影響荷爾蒙分泌的因素，例如毒
素、不良的生活型態、壓力、感染等。如果是因為
年齡的因素所造成的荷爾蒙失衡，就必須要直接補
充荷爾蒙，才能維持免疫系統的正常運作。

維持良好的生活型態

　　不良的生活型態，會與人體原本的基因設定相違背，對免疫系統將會造成很大的衝擊。所以每個人都應該盡量遵循自然的生理節律，要有正常的作息，三餐定時定量，該睡覺的時候就要睡，該休息的時候就要休息，該活動的時候就要多活動。此外，也應該盡量不抽菸、少喝酒，才能減少免疫系統的負擔。

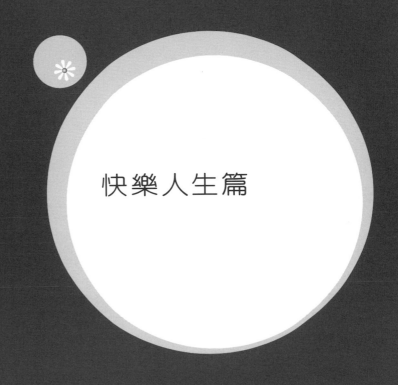

快樂人生篇

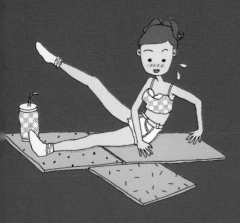

快樂人生篇

　　從前面所敘述的，我們可以知道減肥並不像一般人所認為的，用某些祕方、吃某些食品，或是只要節食運動就可以成功，必須從了解一個人的基因、體質開始，並且從生活中去減輕免疫系統的負荷，避免發炎，才能讓體重保持正常。這樣的原理，我想絕大多數的人都不是太了解，包括我自己，以前也是一樣。

我自己的健康之路

　　大家都會以為，醫師是專門照顧人們健康的專家，應該也最懂得如何照顧好自己。事實上並非如此，很多醫生甚至連自己得了重病，都還不知道。大多數的醫生平常壓力都很大，情緒也常常被病人的生老病死所左右，這些負面的影響該怎麼排除，情緒壓力該怎麼紓解，其實很多醫生也多不太清楚。以前唸醫學院時，我們從來沒有上過「生活型

態」或是「營養學」的課程。在學校所教的，都是
如何診斷疾病，該用什麼藥物來治療，或是該怎麼
開刀等，甚至畢業後，在臨床醫療上，也從來沒有
被教導過如何使用維他命、礦物質、胺基酸、脂肪
酸、消化酵素等營養素，去維護人體的生理功能。
其實健康之所以發生問題，大多是因為缺少了這些
營養，導致生理功能失調，久而久之就形成疾病。
此外我們也從來沒有學過健康的生活技能，包括該
怎麼選擇食物、食物該如何烹調、該怎麼做運動、
該如何紓解壓力等，當然更沒有辦法把自己的健康
照顧好。

過去當我還在教學醫院當外科醫生時，雖然每
天要開刀、巡病房、看診、教學、做研究，但這些
對我來說都不是太大的壓力。對我而言，最大的壓
力是每天開車上高速公路往返醫院和家裡。當時高
速公路幾乎隨時都在塞車，每天都要花2～3小時在
交通上。那時候還沒有行動電話，都是用呼叫器，
有時候車子塞在高速公路上，呼叫器一直響，又沒
有辦法打電話，不知道醫院裡是不是發生了什麼
事，在車上就會緊張得不得了。在這樣強大的壓力

之下，身體的負荷當然很大，睡眠品質也很差，再加上經常要熬夜輪值待命，生活作息當然非常的不正常。在當時，運動或是休閒度假，可說是非常的奢侈。

就拿吃飯來說，平常在醫院裡，根本沒有時間好好用餐，通常都是匆匆忙忙的，在兩三分鐘內就得把便當吃完，馬上又進手術房開刀；每天都需要早早出門，晚晚回家，在高速公路上的時間很長，這樣的生活型態，其實一點都不健康。所以幾年下來，我的身體狀況其實並不好。我曾經有過兩次胃出血，體重也超出標準，血壓也偏高，同時也經常感到疲倦，體力不濟。

一直到離開教學醫院，開始接觸抗衰老醫學，我才體認到，其實醫生自己必須是最健康的人，只有自己先變得健康，才知道該如何去幫病人解決病痛。所以我就像再一次讀醫學院一樣，重新學習全新的抗衰老醫學觀念，這些觀念就包括前面我們所探討的，如疾病真正的根源來自於免疫系統、油脂

對人體的影響、高溫烹調會產生毒素、過敏食物會造成慢性發炎、每個人的基因都有差異，所以體質各自不同等。這些觀念都是以前臨床醫療上所沒有深入探討過的，但卻對大家的健康影響甚鉅。同時，我也用這樣的概念去照顧自己的身體，十餘年下來，我覺得自己一年比一年健康有活力，我也把這樣的親身體驗，應用在臨床治療上，在很多人身上，也看到非常顯著的效果。

很多人都覺得我看起來比實際的年齡年輕許多，而且身材也維持得很標準，精神氣色也很好。我也覺得自己全身充滿活力，體力非常好，打高爾夫球的時候，走得比別人快，也不會覺得喘。和十多年前比較起來，現在的我可要健康許多。這是因為我已經非常了解自己身體的特性，也知道該如何對待自己的身體，所以才能一直維持在最佳狀態。

舉例來說，我很喜歡美食，而且外食的機會相當多，但是我知道，並不是每一種食物都適合我。我自己做過基因檢測，其實我的基因並不比別人

好，有不少的弱點存在。依照檢測，我比較容易會有血糖過高的問題，而且只要攝取的飽和脂肪太多，必需脂肪酸omega-3不足，就很容易會發生胰島素阻抗，所以我會盡量避免吃高GI值的食物，也很少吃澱粉、肥肉、雞皮、人造奶油、糕餅類的食物，同時也會每天補充深海魚油，以維持細胞膜的柔軟度與彈性，減少胰島素阻抗發生的機會。

我也有食物過敏的問題，根據檢測，我對螃蟹、芝麻都有延遲性的過敏，而我回想起來，的確以前吃到這些食物後，都會有一些不舒服的症狀出現，例如頭痛、長濕疹等。當我知道自己的過敏原後，就不再吃這些食物，這些症狀也就不再出現。由於這兩種食物都是屬於延遲性的過敏，所以只要一段時間不吃，免疫反應自然就會恢復正常，所以在我停止吃芝麻和螃蟹之後幾個月，再次檢查，發覺這兩者的抗體指標都已經恢復正常。以後只要我不是每天吃，而是以4天以上才吃一次的頻率，就不再會有過敏的問題出現。同時，我的基因也顯示我很容易發炎水腫，因此除了過敏原食物以外，我

也會特別注意要避免接觸到毒素，例如我就很少吃高溫的油炸、熱炒和烘焙的食物等。

避免接觸毒素，對我的意義不只是因為我比較容易發炎水腫，還因為我的基因也顯示，對於香菸、汽車廢氣、廚房油煙以及燒烤食物中所產生的毒素，我的肝臟解毒能力並不好。所以我只要看到有人抽菸，就會站得遠一點，也盡量不吃燒烤的食物。當然像燒烤店或是油煙味較重的餐廳，我都敬謝不敏。此外，我的抗癌基因TP53也不是很好，代表我的身體會比較容易產生癌化的變異細胞，所以，我必須比一般人更小心毒素，一方面是為了避免毒素誘發細胞的變異，另一方面也可以減少原本就已經比較脆弱的TP53基因，受到毒素的攻擊而被破壞。

另外，我對於咖啡因，也不太能適應，容易讓我變得焦躁緊張，所以我很少喝茶和咖啡。由於我也喜歡吃海鮮，而海鮮裡面常常含有許多重金屬，從我做過的頭髮檢測，也證實我體內的重金屬汞的

含量相當高，所以我就會定期服用藥物，把汞排除。至於生活型態方面，有些人只要維持一般的活動量，就可以保持身材，但是我的基因卻顯示，必須要有更積極的運動，才能讓我維持理想的體重。所以我會保持固定的運動習慣，如打高爾夫球、有氧運動等，每天晚上回到家，也一定都會作伸展運動。

我很熱愛醫生這個工作，因為它讓我有很多機會可以跟人互動，可以交到很多好朋友，可以幫大家解決健康的問題。看到很多人變得更健康、更年輕，我自己也覺得非常的快樂。所以，我的工作對我來說完全不會造成壓力。此外，很多人的壓力是來自於人際溝通發生問題，包括跟自己的家人、配偶、小孩、朋友等。但基本上，我並沒有這方面的問題。通常我都會去了解每個人的性格及特質，用適合他們的方式跟他們溝通。例如我有3個小孩，3個人各有不同的個性，我都會順著他們的性格，引導他們依照自己的天賦去發展，而且我也不會要求他們事事都要一百分，只要他們能夠快樂、健康的

成長，我就覺得很滿足。所以我跟他們的互動就很輕鬆，不會起衝突。我和太太或親友之間，也都是用同樣的方式。就因為如此，在我的生活當中，並不會有太多因溝通不良所造成的壓力。

因為我很了解自己的基因和免疫系統的弱點，所以知道該如何去調整生活型態和飲食來「速配」自己的基因，改善自己基因的表現。除了這些生活型態的改變之外，我也會定期檢查，每天會吃我所需要的營養素，並調整自己的荷爾蒙。我也經常接受抗發炎和抗氧化的治療，加強肝臟的解毒，來強化免疫系統的功能。多年來除了一直保持運動習慣之外，我也會定期安排休閒度假。這十多年來，我就是這樣將抗衰老醫療落實在自己身上。

我很自豪可以把自己照顧得很好。我的健康一直都保持在最佳狀態，每一次的檢查，各種指標都能維持在最理想的範圍，體重也是一直在標準之內。而且，每一次的檢查，我都不會擔心，是不是突然會有什麼重大的疾病出現。我也希望10年、甚至20年後，我還可以和現在一樣年輕健康。

　　很多人每年都會作健康檢查，但是大家可以期待，明年的檢查結果會比今年好嗎？我想答案是「不可能」，因為身體又老了一歲，除非在這一年當中，對自己的身體作了一些積極的改變，難怪很多人會害怕作健康檢查，因為擔心突然被宣判健康出了狀況。而且，目前幾乎所有的健康檢查，都只是在看基因的表現型，但並不知道究竟是什麼原因，讓基因有這樣的表現，當然也就無從去作改變，健康自然就會一年不如一年。

快樂享瘦，遠離疾病

　　很多研究指出，人必須要快樂，免疫功能才會變好，也才會健康。所以，在我的心目中，我一定要讓安法成為一個最快樂的地方，如此才會讓人變得更健康。我希望到安法的每一個人，每一次的看診經驗，都非常的愉快，讓他們覺得到安法就像到一個老朋友的家裡一樣，接受很親切溫暖的招待，享受舒適放鬆的空間。大家都很在意自己的健康，但大多數的人都不知道該怎麼照顧自己。來到安

法，每一個人都可以確切了解自己身體的狀況，也都知道什麼才是讓自己健康的正確方向，所以每個人都沒有任何心理負擔，遠離疾病，輕輕鬆鬆就能健康享瘦。

　　安法的醫療服務及各種活動，就是要讓每個人都能快快樂樂，充分享受生活，就以飲食來說，從前面所討論可以知道，肥胖和疾病大多與不當的飲食有關，因此安法從2年多前，就成立了一個健康廚房，除了提供適合個人的健康餐點，也會定期舉辦健康烹調的課程，希望大家都能有正確的飲食觀念。講到健康餐點，大家都會想到生菜沙拉，直覺就是「不好吃」。然而，如果食物不好吃，沒有辦法滿足味覺，就算再怎麼健康，也不會讓人快樂，更不會讓人真正得到健康。也因此安法的餐點，除了健康的訴求之外，也非常注重口味的研發，務必讓健康的食物變得美味。這些健康餐點不但供應來到安法看診的客人，也提供宅配的服務，而且都獲得很好的評價。我們也會因應某些客人減肥的需求，而特別為他們設計餐點。很多人在經過1～2個禮拜，都可以減下3～5公斤，而且每一餐都可以吃

得很飽很滿足。這是因為我們所提供的餐點都是無毒的，不但排除了過敏原食物，最重要的是採用低溫烹調的方式，排除了容易致癌、引起發炎水腫的高溫烹調毒素。因為沒有毒素，身體就不再發炎，當然體重就容易控制，疾病的風險也會因而大為降低。

大家都知道，適度的休閒可以讓我們遠離壓力、放鬆心情，對健康有莫大的幫助。所以從幾年前開始，安法就經常舉辦各種休閒活動，包括高爾夫球賽、泡湯、餐敘以及旅遊，讓大家能夠換個場合、換個心情，快快樂樂。此外，安法也會定期舉辦各種講座活動，包括烹飪教學、運動教學、音樂醫療、舞蹈醫療等，讓大家學習如何做個快樂健康的人。

安法從7年前開始，每年都會舉辦客戶的旅遊，安排到最漂亮的地方，住最好的飯店，吃最好的餐廳，行程非常的豪華與輕鬆，為的是要讓大家可以得到完全的放鬆與休息。每一次旅遊，我都會全程參與。由於健康和生活息息相關，但是在平日

的看診當中，無法真正了解他們的生活細節，所以藉著旅遊，我可以實地觀察到他們的飲食習慣、體力、精神等，這些都可以增加我對他們的了解，也讓我對他們的健康照顧上，能夠更加深入。在旅遊當中，所有的餐點，我也都盡量在事先和餐廳作一些溝通，盡量做出比較健康、也不失美味的菜色。每一次的旅遊，所有的人都非常享受行程的安排。回國之後，大家也常常相約聚會，每個人都很享受這樣快樂又健康的人生。

在安法，我們就是希望透過所有的醫療和服務，讓客人覺得更快樂、更健康，也更享瘦。

讓健康融入生活

在最近幾年，我慢慢體認到，一個人健康與否，和他如何生活有很大的關聯。我常常在各種場合，把這種健康生活的心得分享給很多朋友，但他們都認為，大家平時都很忙碌，天天要應酬喝酒，壓力也都很大，想要符合健康生活的原則，似乎很

身體狀況對照圖

＊住進安法健康醫療中心前

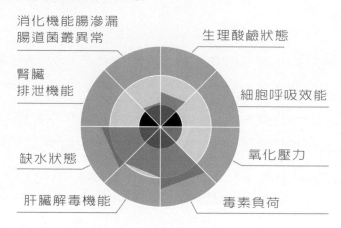

＊住進安法健康醫療中心一段時間後

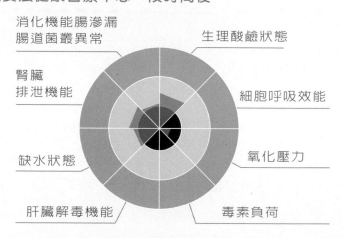

註解：綠色-狀況良好・黃色-應小心注意・紅色-有健康危機

難。即使好不容易找出時間去度假，往往回來之後變得更累。大家都在問，有沒有一個地方，可以讓他們既可以充分的休息，又能促進健康。基於這樣的需求，安法在3年前成立了「安法健康醫療中心」。

在建構這個健康醫療中心時，從一開始，就已經把各種健康的元素考量進去，包括家具、寢具、光源、用水、採光、通風、動線、庭園、植栽等，營造一個無毒、健康的生活環境。每一個住進來的人，都會先經過檢測，了解基因和免疫系統的特性以及健康狀況，再據此設計符合個人需求的療程，包括無毒的餐飲、心靈的調適、壓力的紓解、適當的運動以及營養素的補充等，我們的醫療團隊會全程照顧他們，並且也讓他們學習各種健康生活的知識技能。雖然只是短短的幾天，很多人的體力、精神以及健康狀況都改善了很多，甚至體重也都有很明顯的下降。從血液、唾液和尿液的檢測當中，也可以發覺許多人的毒素負荷、肝臟解毒、氧化程度、消化機能等，都有很好的改善。

　　像這樣在一個乾淨、無毒、健康的健康醫療中心生活幾天，雖然可以大幅改善個人的健康，但當他們回到原來的生活，又會開始接觸毒素，又會面對很多的壓力，健康可能很快又會開始走下坡。然而現在的人生活很繁忙，並沒有那麼多的時間經常來這樣的健康醫療中心，基於這樣的思考，我準備在不久的將來，成立一個都會型的「健康中心（Healing Center）」，裡面會有餐廳、教學廚房，以及運動和休憩學習的空間。在這個健康中心裡，每個人都會有自己的健康檔案，可以在餐廳裡享受到個人化的無毒健康美食，也可以實際學習適合個人的運動，和一些現代健康生活的技能。這個健康中心會是一個充滿歡樂的地方，提供一個現代人可以暫時脫離忙碌、遠離壓力、讓身心煥然一新的去處。除了台北，這樣的健康中心也即將在澳門、香港、東京等國際都會一一成立。

　　我相信，一個人的健康和生活是分不開的，當健康的概念能夠落實到生活當中，而且也要讓生活充滿各種快樂的元素，一個人才能夠獲得真正的健康，這也就是我一直在推動的「生活醫學院」的概念。

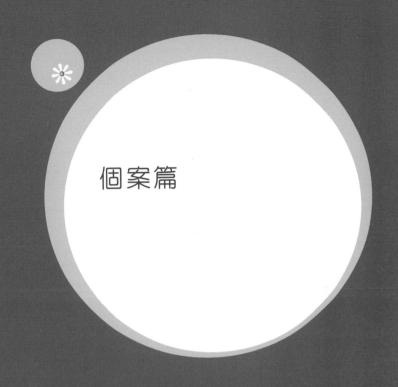

個案篇

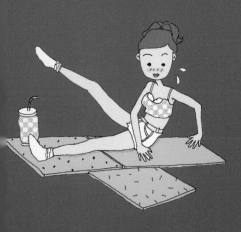

個案篇

　　以下這些案例，都是我過去實際處理過的個案。對於肥胖，我一向很少使用藥物，大多是透過食物、以及生活型態的調整，來幫助大家減重。但是，這樣的方式也需要當事者的決心和配合。只要是願意完全配合的人，通常減重的效果都很好，而且也不會再度復胖。希望透過這些案例，能夠給大家一些啓發，能更清楚這本書想要傳達的觀念。

【個案】小小年紀就高胰島素

　　Martin今年才11歲，我第一次看到他，是在一個朋友的聚會當中。那天大家都帶著自己的小孩，一群年齡相仿的小朋友就玩在一起。看到Martin時我嚇了一跳，因為他的父母身材都很標準，但是Martin卻已經是一個62公斤重的小胖子。當時Martin一手拿著汽水，一手拿著炸雞猛吃，面前還有兩塊大蛋糕。我忍不住提醒他的父母，應該要注

意Martin的飲食，但他們卻說，「人家都說，小時候胖不是胖，長得壯沒什麼不好。如果有需要，以後再讓他減肥好了。」

　　我相信很多父母都還抱著這樣的觀念，認為小孩子能吃，就盡量讓他吃，反正還在發育階段，長得壯一點沒關係。其實，這樣的觀念正好害了小孩。就是因為孩子正在發育當中，所以更應該給予真正需要的營養。在小孩發育的階段，身體成長的重點是在大腦和神經組織、以及免疫系統等，這時最需要的營養，是各種的高品質的蛋白質、必需脂肪酸、以及維他命、礦物質等。如果這時的飲食不當，除了會因為營養缺乏而發育不良之外，還會因為毒素過多，造成發炎，使得重要的器官組織受到損傷。

　　一個人的飲食習慣和生活型態的養成，大都是從孩子階段開始。現代很多小孩都很少運動，而且嗜吃甜食、飲料、炸雞、漢堡、糕餅、零嘴等，這些食物都含有大量的毒素，最容易造成免疫系統的發炎，以及脂肪囤積。而且，這些食物也都含有大

個案篇

量的飽和脂肪和反式油，會影響腦部和神經系統的發育和運作，對於孩子智力的發展非常的不利。

從2003年起，美國有許多學校已經禁止在校內販賣某些巧克力餅乾，就是因為其中富含飽和脂肪和反式油。同時聯邦政府也規定，食品必須要標示糖份和反式油的含量，目的就是為了要防止學童的智力受到影響，也避免孩童變成小胖子。現在國內也有愈來愈多的兒童，10歲不到就已經有胰島素阻抗、糖尿病，甚至引發心血管疾病也所在多有，這都是因為飲食不當的緣故。

我幫Martin安排了檢查，發現他並沒有什麼肥胖基因，但是胰島素、血糖以及血脂肪都已經出現異常，代表他已經是糖尿病和心血管疾病的高危險群了。因此我建議Martin的父母，要開始限制他的飲食，不再讓他吃美式速食、含糖飲料以及糕餅零嘴，並且儘量讓他運動，增加活動量。剛開始，Martin並不是很聽話，但是他的父母已經知道嚴重性，因此很嚴格地執行。結果在4個月後，Martin的體重已經減少了十幾公斤，各個血液生化指標也慢慢恢復正常。

【個案】胰島素阻抗，從改變飲食和運動作起

　　Judy是個41歲的上班族，生完小孩之後，身材一直沒有恢復。原本她自己也不太在乎，不過，這兩年的身體檢查，卻讓她發現了一些問題。她的血糖和三酸甘油酯都有點偏高；膽固醇雖然還在正常範圍內，但也比以前高出一些。Judy的家族有心血管疾病及糖尿病的病史，她很擔心自己會不會也罹患這些疾病。

　　Judy的血液檢查報告雖然出現了一些警訊，但還不是太嚴重，因此醫師只建議她要多運動、多吃蔬菜水果、多喝水，並且記得常常追蹤檢查。聽到這些建議，Judy心裡有點不踏實，於是透過朋友的介紹來到安法。

　　看了Judy帶來的檢查報告，我發現她的飯前血糖的確有點偏高，代表血糖代謝已經出現問題，但是她卻沒有胰島素的檢查報告。於是我重新檢測她飯前和飯後2小時的血糖和胰島素值，結果證實她的胰島素遠遠高出正常值許多，顯然Judy已經有高胰島素的問題，而她的膽固醇和三酸甘油酯之所

個案篇

139

以偏高，很可能就來自於高胰島素。

我詢問她平時的飲食狀況，知道她從懷孕開始，就有吃零食的習慣，尤其是早上10點以及下午4點左右，特別容易飢餓，一定要吃點心。而她之所以會在這些時段感到飢餓，就是因為三餐都吃了太多澱粉及甜點，導致血糖上下的變化太快，才會容易感到飢餓。而她所吃的零食點心，也大都是高GI食物，這些都會讓她的血糖快速上升，刺激大量的胰島素分泌。而且，大多數的零食點心，都含有大量的反式油和毒素，會導致她發炎水腫，也會讓細胞對胰島素的反應變得遲鈍，讓高胰島素的問題更加嚴重。

由於Judy的家族已經有相關的疾病史，顯然這就是她家族基因的弱點，如果不改善胰島素的問題，可能心血管疾病和糖尿病，也會很快的發生在她身上。因此我要Judy開始改變飲食，進量減少澱粉和糖類的攝取，增加蛋白質和蔬菜水果的比例。至於零食點心，最好是不吃，或是改成吃一些蛋白質較豐富，而且低溫烹調的食物，例如滷味、茶葉蛋、不加糖的豆漿等。

此外我也發現Judy的GNB3基因型，讓她的生活形態需要有積極的運動，否則很難瘦下來。因此，我給了她一個較一般人更為密集的運動計畫，要她每個星期至少運動3次，每次至少要1個小時以上。這樣不但可以幫助脂肪分解，也可以消耗血糖，改善胰島素阻抗。

Judy很聽話地遵守我給她的建議。2個月後她再來複檢，不論是胰島素，或是血糖、三酸甘油酯、膽固醇等，都有很好的改善。更令她高興的是，自己愈來愈苗條，氣色也越來越好。她笑著說，平常很羨慕人家的窈窕身材，只是不知道原來自己也可以瘦下來，當辣媽的感覺還真好。

【個案】中廣身材大腹翁，改變生活型態就能大大改善

Jason擔任好幾家公司的顧問，每天忙得不得了，幾乎天天都有應酬飯局，還不時需要出國公幹。雖然才年過40，但他覺得自己的體力和精神都比以前衰退很多，不但容易疲倦，全身痠痛，也睡不好，每天的壓力也大到讓他有點喘不過氣來。

　　他來到安法接受例行檢查，結果身高170公分的他，卻有將近90公斤的體重，顯然已經相當肥胖；飯前和飯後的血糖與胰島素都已過高；三酸甘油酯和膽固醇也都大幅偏高。從這些跡象看起來，Jason顯然已經有X症候群的問題了。另外，他每天都坐著開會，幾乎沒什麼運動。飲食也很不正常，早餐和中餐幾乎都是隨便買個三明治或便當吃，晚上則有很多應酬飯局，不但大魚大肉，還喝很多酒。此外，從他的食物過敏檢查報告中發現，他對乳製品、雞蛋、玉米、鳳梨等，都有重度的過敏，而這些食物都是他最常吃的。檢查中也發現，他的發炎問題也很嚴重，而且他的基因是屬於容易發炎的類型。要解決他的健康問題，除了生活型態的改變之外，也必須排除體內累積的大量毒素，因此我安排他住進健康醫療中心，接受積極的治療。

　　Jason住在健康醫療中心期間，所有的療程，都由醫療團隊為他量身定做。他每天正常作息，吃健康的餐點，規律的運動，也有許多休閒活動。我們另外為他補充大量的營養素，治療他的發炎。結果在短短一個多禮拜，他的體重下降了將近5公斤，三酸甘油酯和膽固醇也都降到正常值，飯前和飯後的胰島素與

血糖也都有相當大的改善，發炎細胞激素IL-6也下降了將近80％。他發現自己全身似乎輕鬆很多，精神體力都變得很好，思考和反應能力也大幅改善，整個人年輕了好幾歲。我要他回家後，儘量維持這樣的生活方式，把步調放慢，多休假、不要給自己太大壓力，最重要的是，飲食一定要健康。兩個多月後，他的檢查報告顯示，他的膽固醇、三酸甘油酯、血糖和胰島素都在正常範圍，發炎指標也回到正常值，體重已經下降到80公斤以下。

在Jason這個例子裡，我先解決了發炎的問題，讓滯留體內的水分自動排出去，體重自然就會快速下降。而且，改善了高胰島素的問題，也有助於發炎的舒解。對他而言，最大的好處並不只是減重，而是為自己降低重大疾病的風險，並且也學會該如何照顧自己的健康。只要能繼續維持，常保健康不老並非難事。

【個案】調整荷爾蒙，體重恢復正常

Charlene是個職業婦女，52歲就退休了，到

個案篇

現在已經過了3年的悠閒生活。年輕時候的她，擁有160公分的身高、46公斤體重的標準身材，但是這幾年進入了更年期，卻不由自主地胖起來，體重激增了將近10公斤。雖然她已經非常注意飲食，也很努力運動，但現在仍然持續在發胖，體力也愈來愈差。

我檢查她的荷爾蒙分泌情形，發現她不只是女性荷爾蒙極度不足，生長激素和甲狀腺素也都很低，而且發炎細胞激素IL-6也異常的升高。因此，Charlene的肥胖，很可能是因為年齡的因素，造成荷爾蒙的不足，使得脂肪容易堆積，並且會讓身體容易發炎，導致肥胖。

因此，我幫Charlene調整內分泌，補充女性荷爾蒙和甲狀腺素。3個月後，她的體重已經降了3～4公斤，血液中的IL-6也下降到正常範圍，心情也變好很多，體力也改善不少。之後我持續追蹤她的荷爾蒙，和紀錄她的體重，結果在接下來的半年當中，她的體重持續的緩慢下降，回到48公斤左右。整個人的氣色變得更好，看起來也快樂了許多。

【個案】 減餐斷食，愈減愈肥

Tina才25歲，剛從國外取得碩士學位回國，馬上就在外商集團身居高位，不知是多少人羨慕的對象，但Tina卻總是有一點遺憾，就是對自己的身材非常不滿意。她年紀輕輕，腰圍就已經有32吋，而且體脂肪超過33％。她曾經試過各種減肥方式，吃過不少減肥藥，也試過連續幾天只喝蔬果汁的斷食，但都沒有什麼效果。後來她覺得自己的問題一定是吃得太多，所以乾脆早餐不吃，過午不食，每天只吃中餐，結果不但讓自己餓得頭昏眼花，整天無精打采，還要努力克制食慾，讓她感到壓力很大，日子過得非常不快樂；更糟的是體重不但沒有下降，甚至還開始上升。到最後她的朋友看不下去，又擔心Tina這樣的飲食方式會傷害到健康，於是就把她帶來找我。

當我見到她，了解她的飲食方式後，我實在是很佩服她的毅力，但也不禁啞然失笑。我對她解釋說，其實減重並不只是熱量的問題而已，飲食的內容、方式、甚至用餐時間，其實都有很重要的關聯，其影響有時比攝取的熱量還要大。像Tina這樣每天只吃一餐的做法，其實就和日本相撲選手的養

成方式差不多，甚至猶有過之。而且由於心理的代
償作用，每天只吃一餐，會給自己多吃一點的藉
口，結果身體就啓動節儉基因，為了讓她能夠更耐
得住飢餓，就把這些食物全部轉化成脂肪堆積起
來，所以減肥當然沒有效果，甚至愈減愈肥。

　　了解這些問題之後，我要Tina好好跟營養師溝
通，重新擬定飲食計畫，同時配合運動。她需要恢
復正常的三餐，但是要有正確的食物內容和選擇，
多吃蔬菜水果和蛋白質，少吃澱粉。結果大約半年
之後，Tina的腰圍已經瘦了4～5吋，體脂肪也下降
到了26％。我相信只要她持之以恆，一定能擁有夢
想中的窈窕身材。其實身體的運作非常奧妙，Tina
的節食方式，無意中啓動了節儉基因，結果才會適
得其反，愈減愈肥。所以想要順利的減肥，最好不
要隨便採用某些過度極端的方式，否則可能事倍功
半，不但瘦不下來，還會加重脂肪的堆積。

藥物減肥（一）：藥物要使用得法

　　前面我們談過許多有關胰島素、血糖，以及胰

島素阻抗與肥胖之間的關聯，也有一些醫師會以治療胰島素阻抗的藥物，例如庫魯化錠(Metformin，或Glucophage)作為減肥治療用，但是使用這樣的藥物，還必須配合飲食上的習慣改變，否則不但醫師和病人都會覺得藥物無效，也會愈減愈肥，我有一個病例就是最典型的例子。

【個案】藥物使用不得法，適得其反

William是個企業高階主管，48歲的他看起來就是一般人所謂的中年發福體型，平日應酬不斷的他，已經有非常明顯的啤酒肚。其實這種「中廣」身材，就是最典型的X症候群，是由高胰島素所造成。當他到醫院體檢時，發現不但體重過重，而且還有高血壓和高血脂的問題。他自己也知道應該要減肥，但是幾乎每天都有飯局，根本沒有辦法好好的控制飲食，所以希望醫生開一些減肥藥物給他。於是醫生就開給他庫魯化錠，要他在三餐飯後立即服用一顆。結果一個月後，William不但沒有減重，反而多胖了3公斤。當他再次回診時，醫生認為可能一顆的劑量不夠，於是要他在三餐後改吃兩

顆。結果一個半月後,他又多胖了5公斤,於是他開始懷疑是不是這種藥物對他根本沒有效果。

我在一次的演講場合中碰到William,他跟我談起這樣的經歷。我告訴他,依照他的體型以及檢查報告,他的確是有高胰島素的問題,因此醫生給予庫魯化錠並沒有錯,因為這是一種治療胰島素阻抗的藥物,它可以抑制肝臟釋放出葡萄糖,減少腸胃道對糖分的吸收,同時也能促進胰島素對細胞的作用。但由於這種藥物會讓血糖快速的下降,因此如果某一餐吃得比較少,卻仍然吃同樣的劑量,就會讓血糖一下子降得太低,導致低血糖。這個時候就會感到特別的飢餓,甚至餓到頭昏眼花,手腳發抖,結果會讓食慾特別旺盛,根本無法控制,一定要再吃進更多高糖分、高熱量的食物,才會滿足。因此在使用這種藥物時,一定要注意,每一餐一定要定量,不可以大小餐,否則一發生低血糖,就會不由自主的大吃特吃,反而會愈來愈胖。這麼一來,醫生就會認為可能藥物的劑量不夠,當然就會增加藥量。但如果三餐一直無法定量,隨著藥量的增加,很可能會讓食慾越來越好,結果藥愈吃愈多,體重也愈來愈重,變成惡性循環,根本無法解決問題。

經過我這樣的說明，William發覺自己的確常有大小餐的情形，有時候中午開會根本沒時間吃飯，晚上應酬常常是大魚大肉，也有時候會到處趕場，沒有機會好好坐下來吃。而回想過去這幾個月吃藥減肥的過程，他也覺得的確胃口旺盛了許多。我建議他先把自己每一餐的份量固定下來，不要大小餐，並且重新調整藥物劑量。我也建議他要盡快調整自己的飲食和生活，減少應酬，增加運動，隨著高胰島素的改善，可以慢慢的把藥物停掉，才可以徹底的解決肥胖的問題。

　　從這個例子中我們可以發現，有些藥物對於減肥也許有效，但如果使用不得法，沒有考量實際的狀況，不但達不到減肥的效果，還可能會產生更多的健康問題。

　　有些藥物會讓人瘦，但有些藥物會讓人肥胖。由於藥物本身是一種化學物質，對免疫系統而言也是一種毒素，包括某些神經科藥物、類固醇、非類固醇抗發炎藥（NSAID）、高血壓藥物、抗過敏藥物、黃體素、糖尿病藥物、抗甲狀腺藥物等，都可能會造成肝臟解毒的負擔。另外有些藥物會造成水

份滯留，引起水腫、或讓人口渴而猛喝含糖飲料、或刺激食慾、或是改變身體的基礎代謝等，而導致肥胖。如果懷疑自己是因為藥物而引起肥胖，就應該尋求專業醫師協助，千萬不能擅自停藥，或自己買其他的藥來吃，以免傷害了自己的健康。

【個案】吃錯藥物，肥胖又傷身

62歲的Steven是個正在大陸打拚的台商老闆，已經在大陸發展6、7年時間。他的工廠經營得有聲有色，每年的營業額都是倍數成長。由於他在年輕的時候，經常作粗重的工作，常常要搬動重物，結果他現在經常感到全身筋骨酸痛。他看過很多醫生，吃了很多的西藥，但都只能是暫時得到緩解，無法根治。有一次看到一個報導，提到一個很有名的中醫師，專門治療筋骨酸痛，於是他去找這位中醫師看診。醫師針對他的狀況，給他一些藥粉。吃了之後，發覺效果非常好，筋骨酸痛很快就好了。但不久之後，他發現自己慢慢的發福起來，體重一直增加，臉部開始變圓、長毛，肩膀和背部也一直寬厚起來。這時候他才驚覺，是不是這些藥

粉有什麼問題。

　　他經過朋友的介紹，來到安法看診。從問診當中我就懷疑，他所吃的藥粉可能含有類固醇。類固醇本身具有消炎、鎮痛的效果，而筋骨酸痛本來就是一種發炎，所以類固醇對於它的治療效果當然非常顯著。然而，過量的類固醇，會干擾內分泌系統，抑制腎上腺荷爾蒙的分泌，並且會造成中心軀幹的脂肪囤積，同時也讓免疫功能降低。除此之外，類固醇使用過量，也會產生月亮臉、水牛肩等典型的症狀。這些都符合Steven的情形。

　　我建議Steven停止吃這些藥粉，同時以大量的營養素來治療他的發炎問題，並且設法提升他的免疫功能。2個月後，他的體重、月亮臉及水牛肩症狀都一一恢復正常。之後我也建議他接受食物過敏和基因的檢查，了解哪些是他免疫系統的敵人，以免過度刺激他的免疫系統，造成發炎，使得他的筋骨酸痛更容易發作。的確在注意這些問題之後，他的筋骨酸痛就改善了許多。

個案篇

結語

愛美是人的天性，談到減肥，似乎是個永不褪流行的話題。但是身為一個醫師，我認為，減肥不只是為了外觀的美醜，更重要的是，因為肥胖和大多數的重大疾病有密切的關連。肥胖代表的是免疫系統的過度負擔，如果不解決免疫系統的問題，之後就容易產生重大疾病。所以一旦有肥胖，一定要先去解決免疫系統的問題。

由於免疫系統的強弱，是由基因所決定，所以要解決免疫系統的問題，一定要先從了解自己基因的特性開始。所以這本書所要傳達的訊息，就是希望大家明白，光只是把體重減下來，而不去正視免疫系統的問題，並不會讓你獲得真正的健康，甚至肥胖也會一再的復發。所以在我的看法，減肥一定要從基因和免疫系統著手，才能夠輕輕鬆鬆，事半功倍。

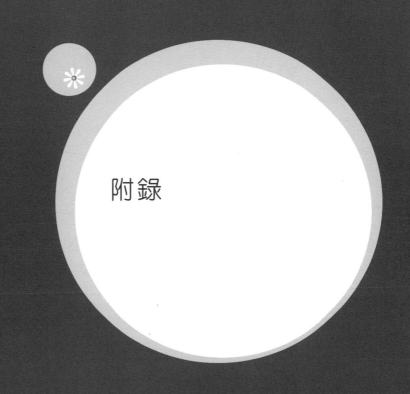

附録

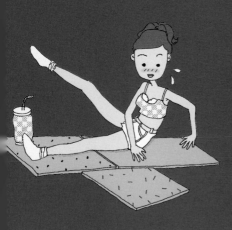

附錄（一）

我的健康瘦身小撇步

　　下面所列的瘦身小撇步，是我個人的經驗累積，也是我一直遵循的原則。這些小撇步也是這本書裡一再強調的觀念。如果您還沒有時間好好的把這本書看完，您可以先作瀏覽，相信會讓您在很短的時間裡，就可以抓住這本書的重點。

了解基因體質及定期檢測：

1. 檢測肥胖基因。
2. 檢測食物過敏。
3. 檢測是否發炎。
4. 檢視是否有荷爾蒙的缺失。
5. 每天早餐前量體重和體脂肪。

用餐的習慣：

6. 一定要吃早餐。
7. 三餐定時定量。
8. 少吃點心及宵夜。
9. 進食不要太快，至少要超過20分鐘。

10. 細嚼慢嚥,至少咀嚼30下。

11. 不要同時咀嚼蛋白質和澱粉。

12. 用餐當中避免喝太多湯湯水水。

13. 早餐及午餐應適量吃一些澱粉。

14. 晚餐盡量少吃澱粉。

15. 每一餐都要有蛋白質,包括動物性及植物性蛋白。

16. 用餐時先吃蛋白質和蔬菜,最後再吃澱粉。

17. 進食以7~8分飽為原則。

18. 如果最近較少運動,就要減少食物的攝取量。

19. 運動之前可以吃一些澱粉,但運動後就不要再吃澱粉。

20. 同一天內所吃的食物盡量單純化。

21. 每天變換食物內容,4天之內不要吃同樣的食物。

22. 不要空腹喝酒,以免傷腸胃。

低胰島素飲食:

23. 每餐都要遵循澱粉:蔬菜水果:蛋白質＝1:3:3的低胰島素飲食比例。

24. 每餐可以進食自己1/3手掌大體積的澱粉,以及各1個手掌大的蛋白質和蔬果。

附錄

25. 多選擇低脂肪的蛋白質食物，例如瘦肉、雞肉、深海魚、海鮮、豆類等。

26. 多選擇全穀類或複雜的澱粉，如糙米、全麥饅頭、蕎麥麵、地瓜等。

27. 多吃蔬菜、水果等含豐富纖維的食物。

28. 少吃肥肉、紅肉、乳瑪琳、奶油等飽和脂肪。

29. 少吃美乃滋和千島沙拉醬。

30. 多攝取omega-3脂肪酸，如深海魚油、亞麻籽油等。

31. 每天至少攝取30c.c.的橄欖油。

32. 盡量選擇低GI值的食物。

33. 不吃白砂糖、白麵粉、白米飯等「三白」、高GI值食物。

34. 不吃甜食、糕餅以及含糖飲料。

35. 喝咖啡、茶的時候盡量避免加糖。

36. 如果一定要加糖，盡量選擇紅糖、果糖、楓糖或蜂蜜。

37. 點心可以選擇滷味、不甜的水果、新鮮的堅果或茶葉蛋等。

避免食物中的毒素：

38. 不吃過敏原食物。

39. 食材須先用臭氧處理，再徹底清洗。

40. 食物盡量以清蒸、水煮、燉、燜、滷及生食
為主。

41. 不吃油炸食物。

42. 少吃高溫煎、炒、燒烤、烘焙的食物。

43. 盡量使用橄欖油。

44. 橄欖油不要直接用來烹調，要待食物烹調好
之後再拌入。

45. 外食盡量選擇日式料理、火鍋等低溫烹煮食物。

46. 如果要吃甜點，盡量選擇東方式的甜湯、
麻糬等低溫食物。

47. 盡量選擇有機、新鮮的食物。

48. 盡量少吃加工食品。

49. 選購加工食品一定要詳細閱讀標籤。

50. 定期清理冰箱，不吃過期的食物。

51. 不要吃得太鹹。

52. 不吃味精。

生活型態：

53. 每天喝水2000cc以上。

54. 節制喝酒，每天的酒精不要超過40公克。

55. 不抽菸，也避免二手菸。

56. 晚上11點之前就寢，至少睡6～7小時。

57. 有睡眠障礙者應積極接受治療。

58. 避免久坐不動。

59. 避免長期站立。

60. 保持運動習慣。

61. 多作戶外活動。

62. 多爬樓梯，少坐電梯。

63. 多走路，少搭車。

64. 定期休閒渡假。

65. 培養嗜好。

66. 保持心情愉快。

附錄（二）
無毒健康美食食譜

我們都已經知道，飲食是否正確，和健康息息相關。只要食物選擇不對，或是烹調方式不當，不但無法提供足夠的營養，還會吃進許多毒素。這些毒素會刺激免疫系統，引起水腫發炎和肥胖，甚至疾病。所以，如何提供健康美味又無毒的餐飲，讓大家能吃得健康又快樂，一直是我心中的期望。

2年多前，安法就成立了一個健康廚房，我們選用新鮮、天然、有機的食材，排除了5種國人最常見的過敏原，而且所有的食材都經過臭氧的前處理，然後以低溫烹調的方式來烹煮食物。我們也大量使用具有抗發炎效果的橄欖油以及新鮮天然的香料，調理出色香味俱全的健康餐點。因為我們是把醫療融入餐飲當中，所以這些餐點不但不會造成免疫系統的負擔，還可以幫助身體對抗發炎、改善消化功能。這樣的餐點您可以吃得很飽，而且不但不會變胖，還可以變瘦。

　　這些餐點的風味，是融合地中海、日式和中式料理的特色，發揮極大的創意，運用各種自製的特殊醬汁，表現出食材的自然原味。很多大家熟悉的食物，例如魚翅、鮑魚、龍蝦、海鮮、肉類等，都因此有了全新的風貌與詮釋，相當受到肯定。

　　以下我們將部分的餐點食譜分享給大家，這些食譜我們把它分門別類，包括前菜、湯品、蔬菜、米飯、海鮮、肉類以及素食等，這幾道菜的調理方式都很簡單，我也希望大家可以自己試作看看。

A.前菜

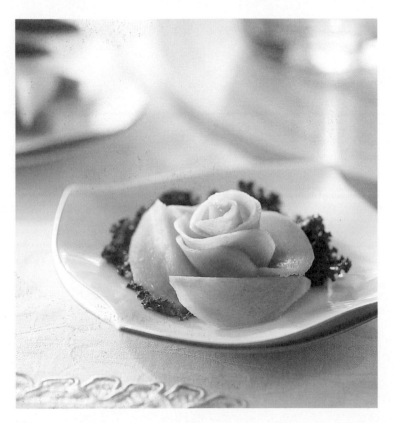

薑片：

1. 選取新鮮的嫩薑，切成薄片。
2. 加入釀造米醋和少許的紅糖，醃製約一週。

A. 前菜

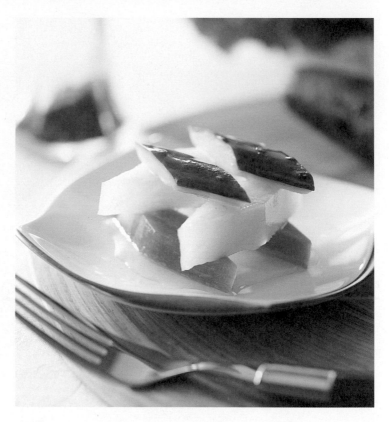

泡菜：

1. 選取新鮮的白蘿蔔、紅蘿蔔及小黃瓜，去皮後切成小塊，
   清洗乾淨，再用紙巾將表面的水分吸乾。
2. 加入釀造米醋和少許的紅糖，醃製約3天。

A.前菜

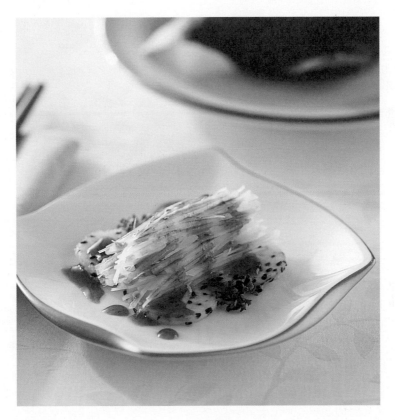

青木瓜絲：

1.選取新鮮的青木瓜，去皮後切成細絲。

2.淋上少許梅子醬。

B.湯品

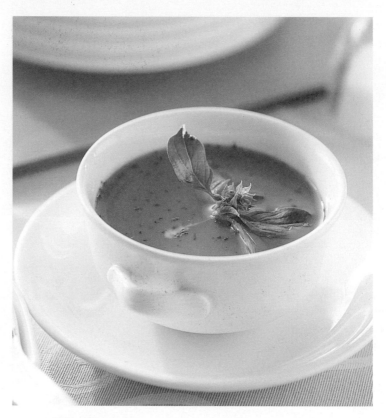

香草鮮蝦濃湯：

1. 取新鮮的草蝦，洗淨後剝去蝦殼和蝦頭，燙熱備用。
2. 將蝦殼和蝦頭放入鍋中，加水熬煮約1個小時後，將蝦殼、蝦頭連同湯汁一起，趁熱用果汁機打碎成濃湯。
3. 將燙好的草蝦放入蝦殼濃湯中，再加少許新鮮的香菜。

B.湯品

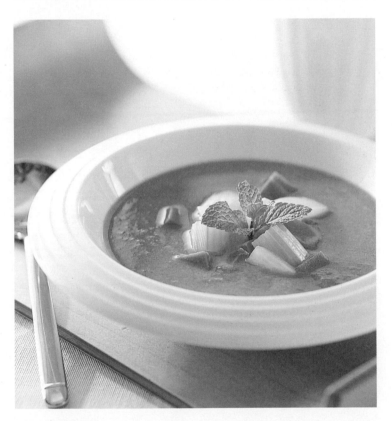

蔬菜咖哩湯：

1. 依個人喜好，選取如紅蘿蔔、洋蔥、馬鈴薯等蔬菜，洗淨去皮後，切成小塊放入鍋中，熬煮約1個小時。

2. 將煮好的蔬菜連同湯汁一起，趁熱用果汁機打碎成濃湯，再加入適量的鹽和咖哩粉。

B.湯品

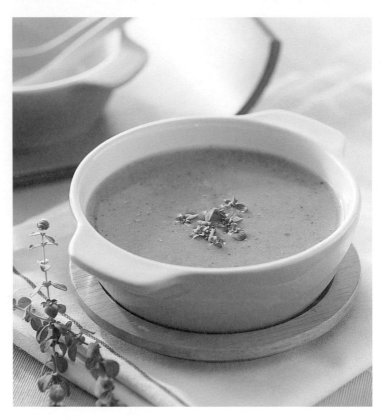

希臘雞湯：

1. 將洋蔥、紅蘿蔔等蔬菜，和去骨的雞肉一起以小火燉煮約5個小時，直到湯汁變得白稠。

2. 將蔬菜、雞肉連同湯汁一起，趁熱用果汁機打碎成濃湯，再加少許的鹽和檸檬汁調味。

C.蔬菜

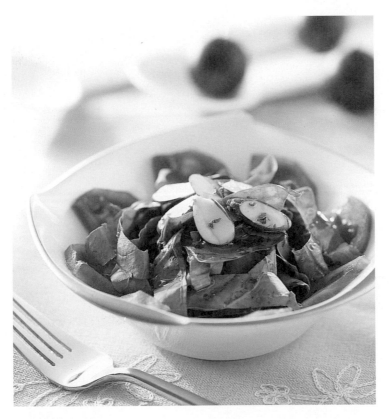

菠菜蕃茄沙拉：

1.取適量的橄欖油和義大利黑醋混合，以果汁機攪拌均勻，再
　加入少許的檸檬汁和鹽調味，作成義式口味的沙拉醬汁。

2.將新鮮菠菜葉洗淨後，切成細條，加上去皮切塊的小蕃茄
　，再淋上醬汁。

C.蔬菜

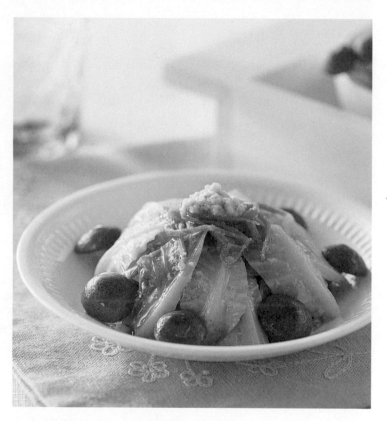

燙高麗菜苗：

1. 選取新鮮的高麗菜苗，洗淨後燙熱備用。

2. 將大蒜放進果汁機，加入橄欖油直到蓋過大蒜，再加入少許的薑和鹽，用果汁機絞碎成醬汁。

3. 以隔水加熱的方式，將大蒜醬汁以小火加熱約1小時。

4. 將燙熟的高麗菜苗淋上大蒜醬汁，攪拌均勻。

D.米飯

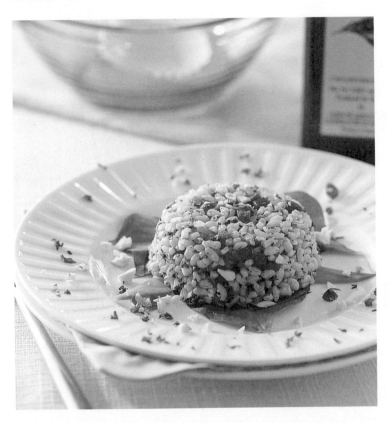

糙米飯：

1. 將糙米泡水一個晚上後，再蒸熟備用。

2. 將蒸熟的糙米飯加入適量的橄欖油、鹽以及奧勒岡，攪拌
   均勻。

E. 海鮮

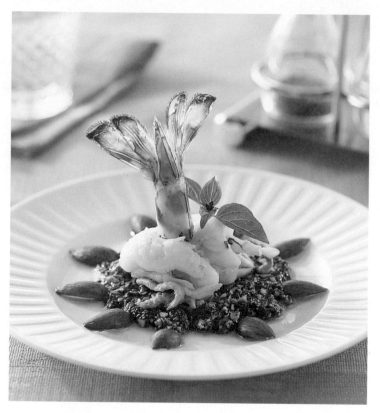

羅勒青醬蝦：

1. 將草蝦去殼，燙熟後備用。

2. 取九層塔的嫩葉，洗淨後用刀切碎，再拌入適量的橄欖油、
   鹽、大蒜泥以及數滴檸檬汁，作成青醬，淋在燙熟的蝦上。

3. 可以用燙熟的花枝、鮮干貝或是雞肉來取代草蝦。

F.素食

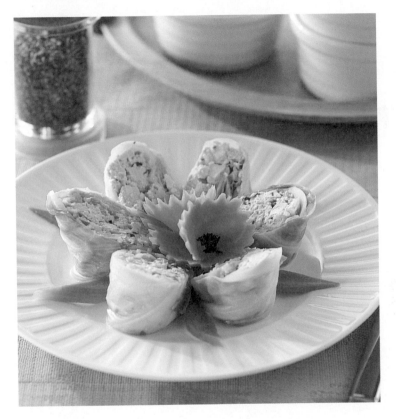

豆腐高麗菜捲：

1.選取新鮮的高麗菜葉，洗淨後燙熟備用。

2.取適量的香菜，切碎後加入豆腐及少許的鹽，攪拌成泥，
　作成餡料。

3.取燙熟的高麗菜葉包入豆腐餡料，作成高麗菜捲，再清蒸
　約1分鐘。

F.素食

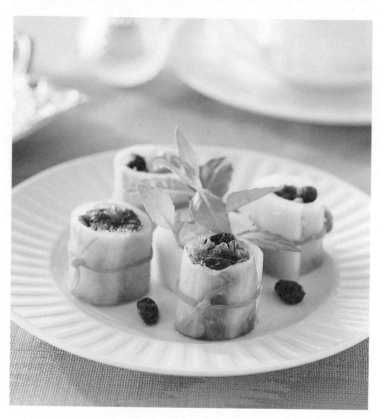

大黃瓜捲：

1. 將南瓜籽、地中海蜜棗洗淨後，浸泡清水約8小時。

2. 取有機苜蓿芽洗淨備用。

3. 將大黃瓜洗淨，削成薄片後，將薄片切成長條備用。

4. 將浸泡後的蜜棗去子後，切碎成泥狀。

5. 取適量的蜜棗泥、苜蓿芽和南瓜子，用大黃瓜薄片包成黃
   瓜捲。

附錄（三）

一週減肥菜單範例

一般飲食原則：1. 避免過敏食物　2. 避免加工食品　3. 多喝水

	早餐	午餐	晚餐
第一天	雞肉糙米飯 (雞肉絲1/3碗 糙米飯1/4碗 薑絲、蔥花) 醃薑片	糙米飯1/4碗 檸檬大蒜雞2塊 燙菠菜 枸杞燉雞湯 葡萄6顆	糙米飯1/4碗 牛蒡、海帶 滷雞塊2塊 燙地瓜葉 香菇雞湯 葡萄6顆
第二天	饅頭夾滷牛肉片 (饅頭1/3個、 滷牛肉3片) 蘋果汁150cc	義式燉牛肉 (通心粉1/4碗 牛腩4塊、 洋蔥、番茄) 燙空心菜 清燉牛肉湯 哈密瓜1/4個	蕃茄蔬菜牛肉麵 (麵條1/4碗、牛 肉4塊、美生 菜、鴻禧菇、 綠豆苗、 蕃茄湯底) 哈密瓜1/4個
第三天	綠豆薏仁粥一碗 (綠豆、薏仁) 杏仁奶250cc	紅燒鰻魚 (冬粉1/3碗 鰻魚兩塊、 薑片、九層塔) 高麗菜沙拉 味噌魚片湯 楊桃1/3個	魚片小火鍋 (冬粉1/3份、 魚片4塊、豆腐 、金針菇、大白 菜、青菜玉米) 楊桃1/3個

	早餐	午餐	晚餐
第四天	山藥地瓜湯1碗 全豆漿250cc	馬鈴薯泥1球 滷傳統豆腐1塊 燙大陸妹 涼拌山藥絲 青菜豆腐湯 芭樂1/3個	紅燒綜合豆1/2碗 （黃豆、毛豆、 花生、碗豆、 豆干丁） 馬鈴薯泥1球 燙綠花椰菜 綜合蔬菜濃湯 芭樂1/3個
第五天	瘦肉芹菜糙米粥 (瘦肉絲、芹菜 末、糙米飯1/4 碗) 涼拌蓮藕	糙米飯1/3碗 黃豆滷小排骨3塊 燙青江菜 蓮藕排骨湯 奇異果1個	糙米飯1/3碗 蒜泥白肉4片 燙豌豆苗 黃瓜肉末湯 奇異果1個
第六天	蒸鮮蝦腸粉1條 涼拌木瓜絲 紫菜湯	乾拌麵1/3碗 蒜泥蒸蝦5隻 燙地瓜葉 海鮮清湯 蓮霧1個	蝦仁蒸餃3個 蒸蛤蠣（6個） 絲瓜 燙芥藍菜 薑絲蜆仔湯 蓮霧1個
第七天	蒸蘿蔔糕1片 綜合堅果1小撮 (核果、南瓜 子、腰果)	冬粉1/3碗 咖哩牛肉 (牛肉4塊、紅蘿 蔔、洋蔥、馬鈴 薯) 燙高麗菜 羅宋湯 梨子1/2個	綠豆薏仁飯1/3碗 白灼牛肉4片 燙豆芽菜 燙菠菜 清燉牛肉湯 梨子1/2個

MEMO

MEMO